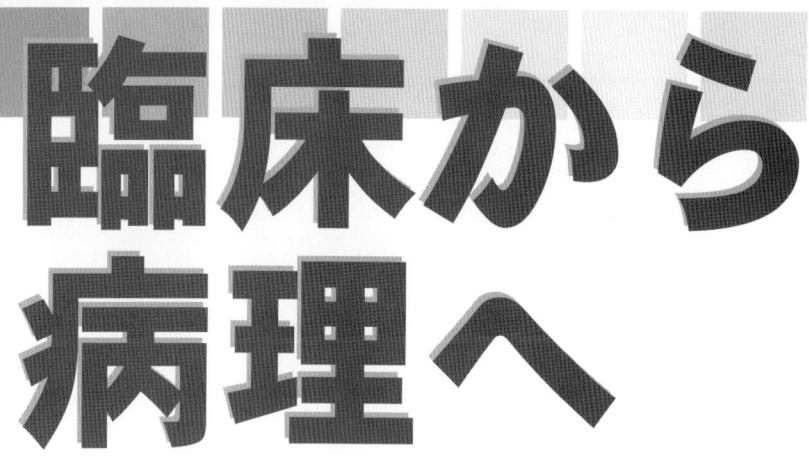

臨床から病理へ

剖検症例から学ぶ膠原病

監修	橋本博史	順天堂大学附属順天堂越谷病院院長，順天堂大学名誉教授
	須田耕一	順天堂大学病理学講座第一　教授
	樋野興夫	順天堂大学病理学講座第二　教授

編集	松本俊治	順天堂大学病理学講座第一　助教授
	廣瀬幸子	順天堂大学病理学講座第二　助教授
	小林茂人	順天堂大学附属順天堂越谷病院内科学　助教授
	田村直人	順天堂大学膠原病内科学講座　講師

株式会社 新興医学出版社

監　修

橋本　博史	順天堂大学附属順天堂越谷病院院長，順天堂大学名誉教授
須田　耕一	順天堂大学病理学講座第一　教授
樋野　興夫	順天堂大学病理学講座第二　教授

編　集

松本　俊治	順天堂大学病理学講座第一　助教授
廣瀬　幸子	順天堂大学病理学講座第二　助教授
小林　茂人	順天堂大学附属順天堂越谷病院内科学　助教授
田村　直人	順天堂大学膠原病内科学講座　講師

執筆者一覧 (五十音順)

順天堂大学膠原病内科学講座

秋元　智博	浅野　正直	阿部　香織	天野　恵理	天野　浩文
石塚　修悟	小笠原倫大	片桐　彰	金田　和彦	木村　桂
金　英俊	草生真規雄	小林　茂人	今　高之	杉本　郁
関谷　文男	多田久里守	頭山　尚子	鳥越　義博	中原とも子
名切　裕	縄田　益之	野澤　和久	藤井　猛士	松下　雅和
松下　野枝	松平　蘭	満尾　晶子	守田　優子	安田　光徳
山崎　泰明	山田　浩史	梁　広石	李　鍾碩	

順天堂大学病理学講座第一

荒川　敦	泉　浩	熊坂　利夫	高瀬　優	信川　文誠
松本　俊治				

順天堂大学病理学講座第二

滝浦　文明	中村　和裕	濱野　慶朋	廣瀬　幸子	藤井　博昭
松岡　周二	梁　広石	脇屋　緑		

順天堂大学脳神経内科

森　秀生

発刊にあたって

　順天堂大学膠原病内科学教室では，膠原病で亡くなられ剖検された症例を平成15年よりModern Physician（新興医学出版社）に連載いたしました．この本は，それらを一冊にまとめたものです．また，当教室では，昭和63年に現名誉教授の塩川優一先生の御退職記念事業の一環としてそれまでの膠原病剖検症例をまとめ金原出版より「膠原病　臨床から病理への展開」と題し著書を発刊しています．この本は，その続編ともいえます．

　当教室は，昭和44年に塩川先生によって日本ではじめて膠原病内科を標榜した講座ですが，当時は比較的稀とされた膠原病の患者様も数多く受診されていました．生命予後は必ずしも良好とはいえず，不幸な転帰をとられる方も少なくなく，剖検させていただいた症例はほぼすべて症例報告の対象となっていました．最近では，診断技術の進歩と治療法の発達により予後良好で慢性に経過する疾患へと変貌し，剖検する機会も減少する傾向にあります．また，治療や加齢による修飾により必ずしも膠原病の古典的な病理所見がみられるわけではなく，診断技術の進歩による生前の病態診断もある程度可能となり，剖検すること自体の有用性も薄れてきているようにも思います．しかしながら，いつの時代においても，剖検された膠原病の症例を通して学び得たことに計り知れないものがあります．膠原病の予後の改善がみられるものの，重篤で難治性病態により亡くなられた方の剖検例を病理組織学的な解析を加え記録に留めておくことは極めて重要と思われます．これは膠原病とその病態を理解する上で必須であるからです．巻末に，順天堂大学に於ける当教室の剖検例数の年代別推移を示しましたが，全体的に剖検数の減少がみられるものの，その中にあって膠原病の占める割合が高い傾向にあることがわかります．

　この欄をお借りして剖検させていただきました患者様に深く感謝いたしますと共に心からご冥福をお祈り申し上げます．

　この本が，膠原病の診療，教育，研究に携わっておられる方々に有意義に活用していただき，そして，一人でも多くの方々の目に触れていただき，ご批判，ご叱正いただければ幸甚に存じます．

　末筆ながら，監修，編集にご尽力いただきました須田耕一教授，樋野興夫教授，松本俊治助教授，廣瀬幸子助教授，小林茂人助教授，田村直人講師に厚く御礼申し上げます．また，このたびの出版に際し多大なご支援とご協力をいただきました新興医学出版社に深謝いたします．

　　　　平成17年5月

　　　　　　　　　　　　　　　　　　　　　　　　　　　　　橋　本　博　史

目　次

○関節リウマチ

■急速に進行し治療に抵抗性であった肺炎を伴った関節リウマチの一例
　　　　　　　　　　　　　　　　　　　　　　　　　　杉本　郁，脇屋　緑　　1

■全身性アミロイドーシスの合併を認めた関節リウマチの一例　　守田優子，脇屋　緑　　5

■抗リン脂質抗体症候群を伴った関節リウマチの一例　　石塚修悟，藤井博昭，梁　広石　　8

■ニューモシスチス肺炎を契機に急性呼吸促迫症候群を併発した
　間質性肺炎合併関節リウマチの一例　　　　　　　天野浩文，天野恵理，熊坂利夫　　11

○全身性エリテマトーデス

■全身性エリテマトーデスに進行性多発性白質脳症（PML）を合併した一例
　　　　　　　　　　　　　　　　　　　　　　　　　阿部香織，森　秀生　　14

■多臓器病変をきたした抗リン脂質抗体症候群を伴う全身性エリテマトーデスの一例
　　　　　　　　　　　　　　　　　　　　　　　　　安田光徳，中村和裕　　17

■メチシリン耐性ブドウ球菌による腸腰筋膿瘍で死亡した
　全身性エリテマトーデスの一例　　　　　　　　　　　　金　英俊，濱野慶朋　　20

■全身性エリテマトーデスに血栓性血小板減少性紫斑病を合併した一例
　　　　　　　　　　　　　　　　　　　　　　　中原とも子，藤井博昭，阿部香織　　23

■難治性血小板減少および急性ループス肺臓炎を伴った
　全身性エリテマトーデスの一例　　　　　　　　　　　　名切　裕，松本俊治　　26

■肺高血圧症の急性増悪を認めた全身性エリテマトーデスの一例
　　　　　　　　　　　　　　　　　　　　　　　　　草生真規雄，松岡周二　　29

■リステリア脳髄膜炎により死亡した全身性エリテマトーデスの一例
　　　　　　　　　　　　　　　　　　　　　　　　　今　高之，滝浦文明　　32

■直腸膀胱瘻を生じた全身性エリテマトーデスの一例　　秋元智博，廣瀬幸子　　35

■全身性および中枢神経血管炎を認めた
　抗リン脂質抗体症候群合併全身性エリテマトーデスの一例　　小林茂人，松本俊治　　38

■高齢で発症した全身性エリテマトーデスの一例　　金田和彦，脇屋　緑　　40

○全身性硬化症

- ■ANCA 関連血管炎を合併した全身性硬化症の一例 　　　小笠原倫大，高瀬　優　43
- ■CREST 症候群に原発性胆汁性硬化症を合併した一例 　　　野澤和久，廣瀬幸子　46

○多発性筋炎・皮膚筋炎

- ■難治性急速進行性間質性肺炎を合併した amyopathic dermatomyositis の一例
  　　　頭山尚子，熊坂利夫　49
- ■間質性肺炎増悪に播種性血管内凝固症候群を伴い死亡した皮膚筋炎の一例
  　　　鳥越義博，藤井博昭　52
- ■急性呼吸促迫症候群を併発した皮膚筋炎の一例 　　　山崎泰明，信川文誠，梁　広石　55

○混合性結合組織病

- ■心筋炎および自己免疫性膵炎を認めた混合性結合組織病の一例
  　　　梁　広石，脇屋　緑　58
- ■巨大血栓の僧帽弁嵌頓により死亡した混合性結合組織病の一例
  　　　関谷文男，熊坂利夫　62
- ■進行性の心筋障害を認めた混合性結合組織病の一例 　　　李　鍾碩，脇屋　緑　65

○オーバーラップ症候群

- ■難治性ループス腎炎に真菌感染症を併発したオーバーラップ症候群の一例
  　　　松下雅和，脇屋　緑　68
- ■間質性肺炎が急速に進行した皮膚筋炎と全身性エリテマトーデスの
  オーバーラップ症候群の一例 　　　多田久里守，脇屋　緑　71
- ■間質性肺炎を伴った全身性硬化症と皮膚筋炎のオーバーラップ症候群の一例
  　　　山田浩史，松岡周二　74
- ■難治性で進行性の消化管機能不全を認めたオーバーラップ症候群の一例
  　　　浅野正直，信川文誠　77

○血管炎症候群

- 治療抵抗性であった Wegener 肉芽腫症の一例　　　　　　　縄田益之, 熊坂利夫　　80
- 肥厚性硬膜炎を伴った Wegener 肉芽腫症の一例　　　　　　梁　広石, 荒川　敦　　83
- 抗好中球細胞質抗体（MPO-ANCA）高値陽性で顕微鏡的多発血管炎との
  鑑別が困難であった結節性多発動脈炎の一例　　　　　　　松平　蘭, 熊坂利夫　　86
- 免疫抑制療法により頻回な感染症をきたした顕微鏡的多発血管炎の一例
  　　　　　　　　　　　　　　　　　　　　　　　　　　　木村　桂, 信川文誠　　89
- 肺血栓塞栓症を発症し急速な経過をたどった結節性多発動脈炎の一例
  　　　　　　　　　　　　　　　　　　　　　　　　　　　片桐　彰, 松本俊治　　92
- 膜性増殖性糸球体腎炎を認めた C 型肝炎ウイルスによる
  クリオグロブリン性血管炎の一例　　　　　　　　　　　　満尾晶子, 泉　　浩　　95

○その他

- Weber-Christian 病と診断され，多発する血栓症と腎障害・高血圧を認め，
  剖検で壊死性血管炎を認めた一例　　　　　　　　松下野枝, 熊坂利夫, 阿部香織　　98
- 血小板減少，ネフローゼ症候群を認め，Castleman 病を合併した
  シェーグレン症候群の一例　　　　　　　　　　　　　　　藤井猛士, 熊坂利夫　　101

索　引　　　　　　　　　　　　　　　　　　　　　　　　　　　　　　　　　　105
付・膠原病剖検例数の年代別推移　　　　　　　　　　　　　　　　　　　　　　110

関節リウマチ

急速に進行し治療に抵抗性であった肺炎を伴った関節リウマチの一例

杉本　郁[1)]　　脇屋　緑[2)]

要旨：症例は67歳，男性．関節リウマチ（rheumatoid arthritis：RA）の診断でprednisolone（PSL）10 mg/dayとmethotrexate（MTX）の少量間欠投与にて治療されていたが，肺炎のため入院となった．細菌性肺炎を強く疑い，抗菌薬投与にて治療開始したが呼吸不全が進行し人工呼吸管理となり，2回のステロイドパルス療法含めた治療が奏効せず死亡した．培養検査などで病原体は不明であり，病状の進行の速さや治療に対する反応の鈍さなどから診断に苦慮した一例である．

症例：67歳，男性．
主訴：発熱，咳嗽．
既往歴：22歳：肺結核（右肺上葉二区域切除術施行），38歳：虫垂炎．
家族歴：特記事項なし．
現病歴：平成11年4月より多発性の関節痛が出現し，近医にてRAと診断されNSAIDsを処方され加療されていた．平成11年11月当院を受診されstage II，class IIの活動性RAと考えられ加療された．salazosulfapyridineや金製剤は無効で，bucillamineは皮疹が出現したため中止された．平成12年9月よりPSLを10 mg/dayに増量し，平成12年10月より開始されたMTX 4 mg/weekの内服にて関節症状の改善を認め経過観察されていたが，年末より上気道炎症状，38℃台の発熱が出現し，平成13年1月5日外来を受診され，胸部X線上肺炎像を認め入院となった．
入院時現症：体温36.2℃，血圧121/62 mmHg，脈拍78/min・整，呼吸数17/min，意識清明，顔色軽度蒼白，右肩甲骨下に術後創痕あり，眼球結膜黄染，充血なし，眼瞼結膜貧血なし，胸部右肺呼吸音減弱，右肺中～下肺野に湿性ラ音聴取，心雑音なし，腹部平坦・軟，神経学的所見異常なし，各部関節痛および腫脹なし．
検査所見：白血球数は2.27万/μlと好中球優位に増加し幼若化を伴った．リンパ球は341/μlに減少していた．血小板数は13.2万/μlに減少．炎症反応はCRP 50.6 mg/dl，赤沈は114 mm/hrと著明な高値を示した．腎機能はBUN 60 mg/dl，クレアチニン2.01 mg/dlと上昇していた．リウマトイド因子は906 IU/ml，KL-6は790 U/ml（<500）に上昇していた．入院時胸部X線上右中～下肺野に広がる大葉性肺炎像を呈しており（図1），胸部CTでは右肺中，下葉はconsolidationで気腔がほとんど認められない状態であった（図2）．

入院後経過：細菌性肺炎を疑い抗菌薬，ガンマグロブリン製剤投与や酸素吸入を開始したが，第2病日には胸部X線上左肺へも網粒状影が拡大し呼吸不全は進行した．第3病日には人工呼吸管理下となったが，100%酸素吸入下でも動脈血ガス分析所見はPO$_2$ 55 mmHgと低酸素血症の状態が続いた．病態の急速な進行からは急性呼吸促迫症候群（acute respiratory distress syndrome：ARDS）の合併も疑われ，第3病日より抗炎症作用を期待しmethylprednisolone 300 mg/dayの投与を開始していたが，効果に乏しく低酸素状態を改善できなかった．そのため1月9日にmethylprednisolone 1000 mg/day×3日のステロイドパルス療法を実施し，PSL 60 mg/dayで後療法を行っ

---

1) 順天堂大学膠原病内科学講座　　2) 同　病理学講座第二

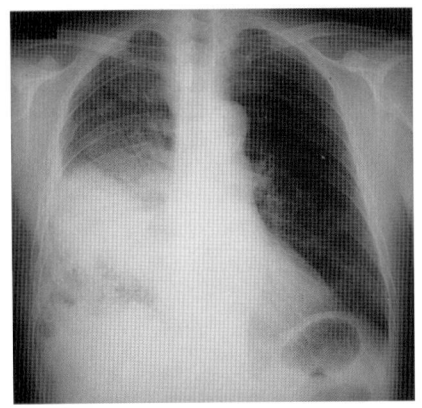

図1　入院時胸部X線写真：右中肺野から下肺野にかけて大葉性肺炎像を呈する．右第5肋骨は一部切除後である．

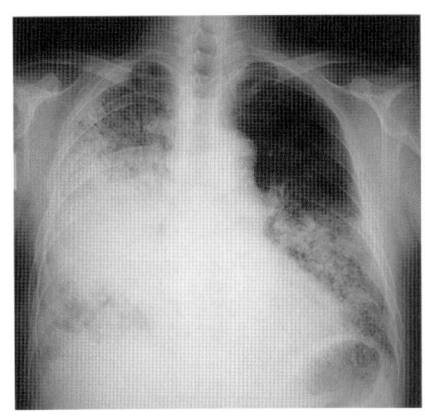

図3　第13病日胸部X線写真：右肺の陰影は淡く変化したが，左肺に網粒状影が拡大しスリガラス様の所見も散在する．

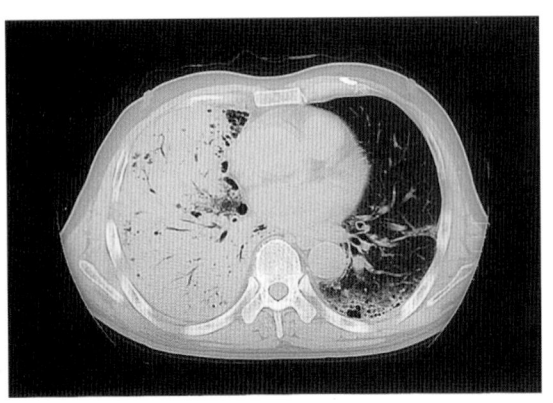

図2　入院時胸部CT：右中下葉はconsolidationで気腔がほとんど確認できない．左肺背側にも淡い陰影が出現している．

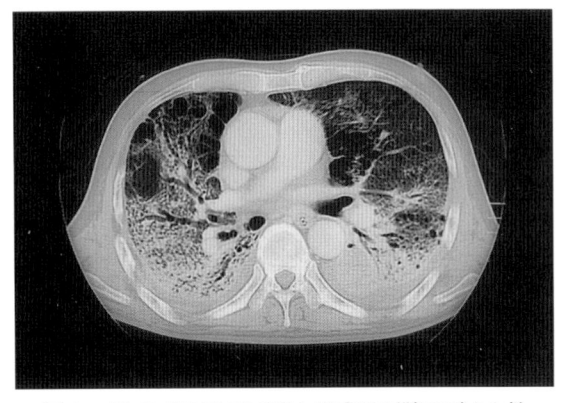

図4　第13病日胸部CT：炎症は両肺にびまん性に拡大し，正常部はほとんど消失している．右肺尖部の気腫性変化，両肺底部にはhoney combingを認める．

た．動脈血ガス分析では，実施直後に一時的に改善傾向を示したが再び悪化した．頻回の喀痰塗抹培養検査で細菌像をまったく認めなかったことから，真菌感染，サイトメガロウイルス肺炎，ニューモシスチス肺炎，結核なども疑われ，これらに対する薬剤を投与する一方，血清抗原検査や細胞診など各種検索も行ったが，確定診断へは至らなかった．胸部X線所見は全肺野にわたり浸潤影から間質性陰影へ変化する傾向を認め（図3），胸部CTでは正常肺組織はほとんど認められない状態であった（図4）．重度の呼吸不全状態が改善しないため1月18日に2回目のステロイドパルス療法を実施しPSL 100 mg/dayで後療法を行ったが，呼吸性アシドーシスが進行し平成12年2月1日死亡した（図5参照）．

剖検所見：

1．肉眼的には，右肺は陳旧性肺結核右上葉部分切除後の状態で，強い胸膜癒着を認めたほか両肺に広範囲な器質化，全肺野にわたる肺気腫，多発性ブラを認めた．右中葉〜下様を中心に肉様を呈する肺炎像を広範囲に認める．肺気腫症，右線維性胸膜炎を認める（組織所見は図6参照）．

2．左膝関節にて滑膜の乳頭状の増殖を認める．明らかな炎症細胞浸潤やフィブリンの析出を認めず．

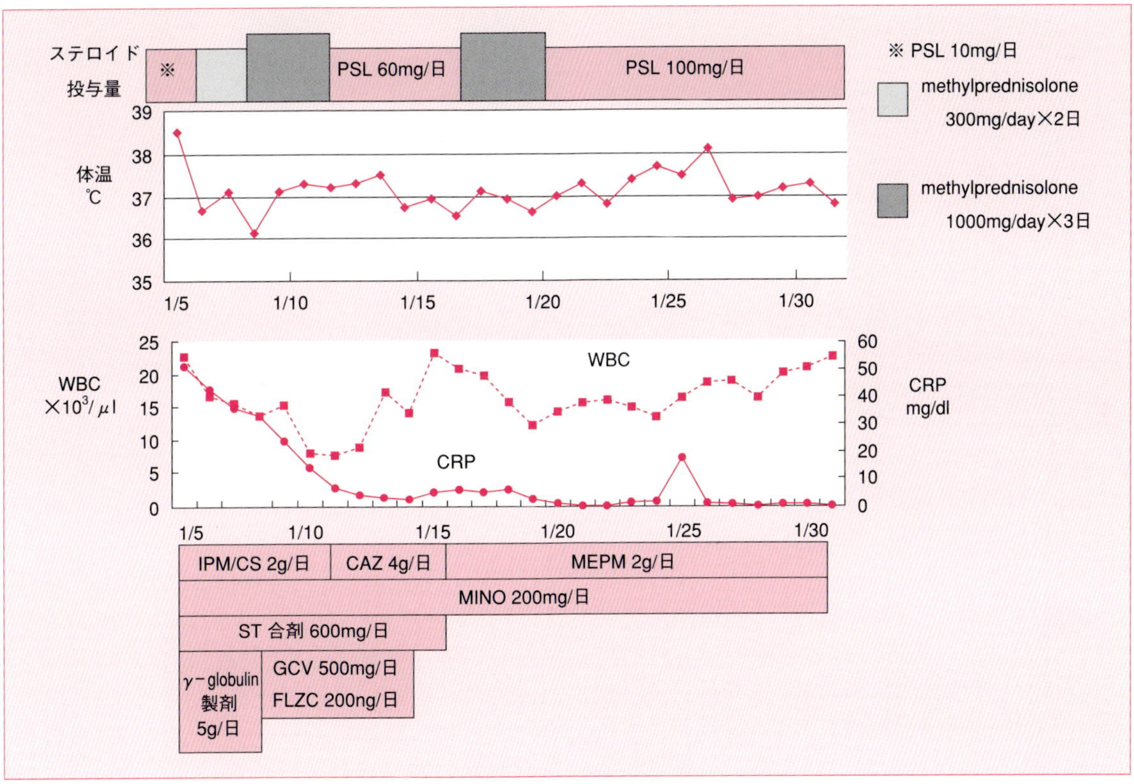

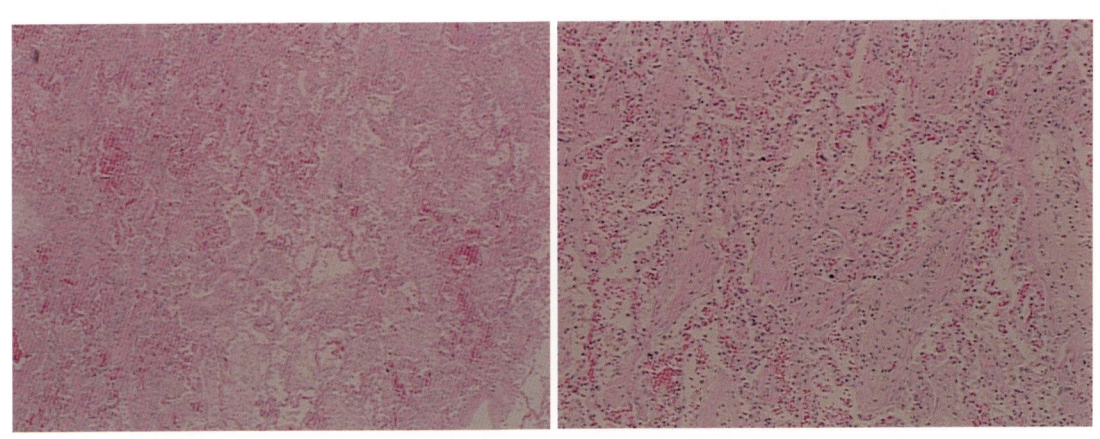

図5　症例の臨床経過

図6　左：剖検時，肺のHE染色：肺胞内は線維性の器質化組織で充満し肺胞壁には軽度の線維化と肥厚を認める．RAやMTXに関連する間質性肺炎やBOOPなどの像とは異なる．細菌性大葉性肺炎の器質化した姿として矛盾しないが細菌の存在は確認できない．
　　　右：強拡大：肺胞内腔は完全に器質化している．

3．良性腎硬化症，副腎萎縮，両心肥大，膵臓に微小な壊死の多発，脾臓に血栓形成を認める．

死因：呼吸不全

問題点：RAで，特に高齢の患者に免疫抑制剤を投与し加療する場合，免疫力の低下による重篤な感染症の発症に常に留意する必要がある．MTXによる間質性肺炎は注意すべき副作用の一つであるが，細菌性肺炎でもKL-6値は上昇することが

あり注意を要する．

　考察：本症例は明らかな起因菌を見出せず，治療に対しても抵抗性で診断に苦慮した．入院時の初回喀痰検査では常在菌の *Streptococcus*（α, γ）を検出したが，以後は各種培養結果も陰性であった．抗酸菌の検索や特殊培養（レジオネラ etc），喀痰細胞診なども繰り返し行ったが診断へ至る所見は得られなかった．MTX は骨髄抑制，肝障害，間質性肺炎など重要な副作用を招く恐れがあり，間質性肺炎は投与量と無関係に生じ得る．MTX による間質性肺炎のうち数％に bronchiolitis obliterans organizing pneumonia（BOOP）様の所見を呈するものが報告されている．今回の症例では胸部 CT 上気腔形成や気腫性変化，下肺野の蜂巣様変化など肺野全体に強い炎症性変化を示し，KL-6 値も上昇を認めたことから MTX の関与も考慮されたがステロイドの大量投与にも関わらず病状の悪化を止められなかった．病理診断の結果は細菌性肺炎の器質化像であった．本症例の場合，起因菌を突き止めることはできなかったが，リンパ球の減少を認めており，大葉性肺炎が急速に悪化した背景には免疫力の低下が影響した可能性も考えられる．MTX による骨髄抑制も，間質性肺炎と同様に急激に発症し，重篤化しやすい副作用であるが少量の投与や 2～3 回の投与でも発症した例が報告されており注意を要する．RA の患者に対しての MTX 投与は本邦でも広がりつつあるが，その適応と投与開始後の経過観察には慎重な判断が必要と考えられた．

参考文献

1) Carroll JG, Thomas R, Phatouros CC, et al.：Incidence, prevalence and possible risk factors for pneumonitis in patients with rheumatoid arthritis receiving methotrexate. J Rheumatol 21：51-54, 1994

2) Yasuda M：Selecting patients with rheumatoid arthritis for methotrexate treatment. Clin Rheumatol 13：174-181, 2001

3) Suzuki Y：Low-dose methotrexate therapy for rheumatoid arthritis in Japan. Clin Rheumatol 13：182-189, 2001

関節リウマチ

全身性アミロイドーシスの合併を認めた関節リウマチの一例

守田優子[1]　脇屋　緑[2]

要旨：症例は76歳女性，28年前発症の関節リウマチ（rheumatoid arthritis：RA）の症例．脳梗塞にて入退院を繰り返していた．嚥下障害をきっかけに全身状態悪化を認め緊急入院となるが，経過中認めていたネフローゼ症候群のコントロールが困難であり，心不全にて死亡した．病理解剖の結果，全身の小血管を中心にアミロイドの沈着を認めた．

症例：76歳，女性．
主訴：食事摂取不能．
既往歴：71歳・73歳：脳梗塞．
家族歴：特記事項なし．
現病歴：昭和40年RAと診断され，prednisolone（PSL）5 mg/day投与されていた．しかし，外来通院はほとんどしておらず，家族が薬をとりに来ていた状況であった．昭和63年健忘，失語にて受診し脳梗塞と診断され入院．入院時，蛋白尿を認めたためネフローゼ症候群を指摘されている．平成2年再び脳梗塞（失語，右片麻痺）にて入院．平成3年より，昼と夜を間違える，昼夜逆転，暴言を吐くなどの痴呆症状出現．平成5年1月より尿失禁が出現．5月21日嚥下障害が認められ，食事摂取不可能となり，高度な脱水を認めたため5月31日，緊急入院となった．
入院時現症：体温36.0℃，血圧120/80 mmHg，脈拍140/min・整，胸・腹部に異常認めず，両側下腿に浮腫を認めた．両側手指の尺側偏位，両側手関節拘縮，両側外反母趾を認めた．神経学的所見は，失語のため不明瞭だが，言語の理解は簡単な質問にはときどき従える程度．瞳孔は左右対称で対光反射の反応も良好．右不全麻痺を認めた．
入院時検査所見：白血球数は9600/μlと増加を示し，CRP 9.1 mg/dl，赤沈104 mm/hrであった．Na 154 mEq/l，K 6.4 mEq/l，Cl 122 mEq/lと電解質異常を認めた．また，BUN 87 mg/dl，クレアチニン3.86 mg/dlと上昇し，尿所見では尿蛋白4.9 g/day，尿潜血3＋で顆粒円柱，oval fatty body陽性で腎機能障害を認めた．動脈血ガス分析ではpH 7.335，PCO_2 26.7 mmH$_3$，PO_2 102 mmH$_3$，HCO_3 14.4，BE －9.5と代謝性アシドーシスを示した．また，抗核抗体，抗DNA抗体，免疫複合体（抗C1q抗体法）は陰性であった．
入院後経過：入院時，高度の脱水と高K血症を認めたため，補液により補正を行った．しかし，脱水は改善されたものの，低蛋白血症，低アルブミン血症は改善されず，胸水および腹水が出現．さらに腎機能低下が著しく心不全も合併し，アルブミン補充，利尿薬投与にて加療していたが，胸水は改善されず，呼吸不全，心不全にて6月28日死亡した．
剖検所見：
1．心の小血管・間質・心内膜にアミロイド沈着を認めた．特にHE染色では，小血管に高度な狭窄を認めた（図1）．
2．肺のコンゴ・レッド染色では，小血管を中心にアミロイドの沈着を認めた（図2）．
3．腎のPAS染色では，皮質の萎縮および小血管の狭窄を認めた（図3）．
4．腎のコンゴ・レッド染色では，糸球体毛細血管壁，間質の小血管にアミロイドが沈着し，硝子化している糸球体も多く認めた（図4）．
死因：心不全．
問題点：RAに腎障害を合併した場合，アミロイ

1）順天堂大学膠原病内科学講座　2）同　病理学講座第二

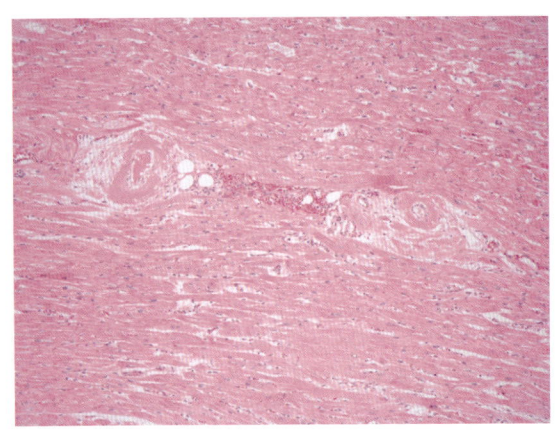

図1　心臓，HE染色：全体的な小血管の高度な狭窄．

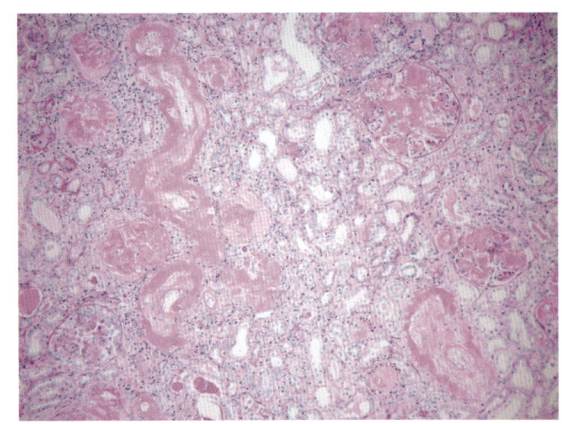

図3　腎臓，PAS染色：皮質の萎縮および小血管の狭窄．

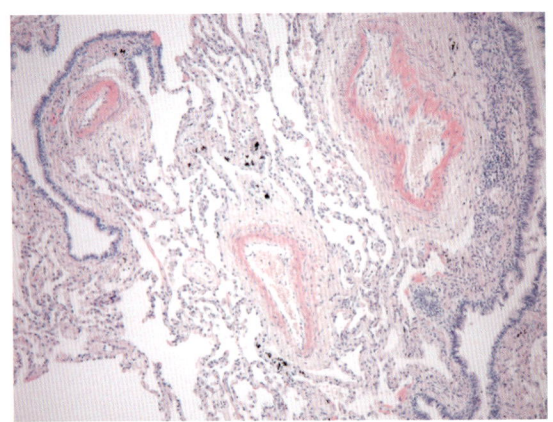

図2　肺，コンゴ・レッド染色：小血管を中心にアミロイド（橙赤色）が沈着．

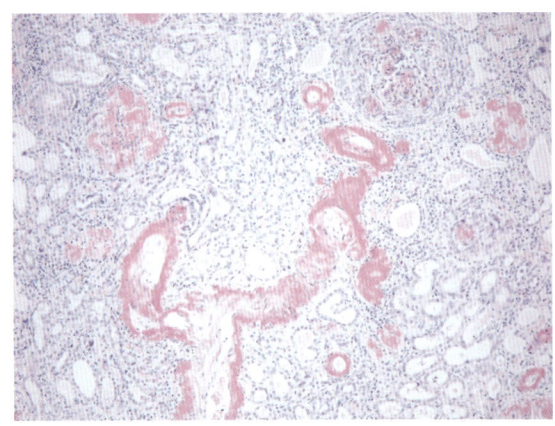

図4　腎臓，コンゴ・レッド染色：糸球体毛細血管壁や間質の小血管へのアミロイドの沈着．

ドーシスを念頭におき，全身管理に留意する必要があると思われた．

考察：アミロイドーシスはアミロイドと呼ばれる糖蛋白性の細線維が全身の諸臓器の細胞間質に沈着し，機能障害をきたした病態である．アミロイドはコンゴ・レッド染色で橙赤色に染まり，偏光顕微鏡で黄緑色を呈する．沈着様式により全身性と局所性の2つに分類され，前駆蛋白の違いによりさらに細かく分類されていて，現在までに合計18種類の前駆蛋白が報告されている．このうちRAに合併するアミロイドーシスは反応性AAアミロイドーシスに属し，また反応性AAアミロイドーシスの基礎疾患ではRAがもっとも多く50％以上を占める．AA蛋白の前駆蛋白はserum amyloid protein A（SAA）であり，CRPと同じgene familyに属する急性期蛋白で急性炎症時に血中に急上昇する．RAではSAAが高濃度で長期間血中に存在することが多く，このことがアミロイドーシス発症の大きな要因となっていると考えられている．臨床症状はさまざまであるが，蛋白尿，腎機能低下，反復する消化器症状などが，罹患10年以上のRA患者でみられたら腎や直腸生検を行い，組織診断（HE染色，コンゴ・レッド染色，免疫染色，電子顕微鏡による線維状物質の確認など）の検討が必要である．治療においては確立された方法はないが，アミロイドーシスと診断されている場合，アミロイドーシスの増悪にともないCRPの上昇を認めるため，CRPないしSAAを消失させるよう，中等量のPSLを用いる場合がある．またcyclophosphamideの併用効果も報告されている．

本症例は，患者が外来通院しておらずネフロー

ゼ発症，およびその他の病態の経過を管理するうえで困難な状況であり，最終的に剖検にてアミロイドの沈着を心・肺・肝・腎・脾・膵・胃・脳など多臓器に認めた．今後，アミロイドーシスの診断がさらに早期に確定されるようになれば，根本療法の道が開けるものと期待される．

参考文献

1) Ando Y, et al：A novel localized amyloidosis associated with lactoferrin in the cornea. Lab Invest 83：1751-1759, 2002

2) Nakamura T, et al：Efficacy of cyclophosphamide combined with prednisolone in patients with AA amyloidosis secondary to rheumatoid arthritis. Clin Rheumatol 22：371-375, 2003

関節リウマチ

抗リン脂質抗体症候群を伴った関節リウマチの一例

石塚修悟[1]　藤井博昭[2]　梁　広石[1]

要旨：80歳女性の関節リウマチ（rheumatoid arthritis：RA），抗リン脂質抗体症候群（antiphospholipid syndrome：APS）の症例．経過中に右視床梗塞を発症し，脳梗塞後遺症による嚥下障害のため嚥下性肺炎を併発，死亡に至った．病理解剖ではAPSとアミロイドーシスによると考えられる血管病変を認め，また肺には多量の喀痰が充満し，肺炎像を認めた．

症例：80歳，女性．
主訴：左上肢不全麻痺，左顔面神経麻痺，構音障害．
既往歴：71歳・75歳：人工膝関節置換術，72歳：間質性肺炎．
家族歴：特記事項なし．
現病歴：33歳時に手指の関節炎を含む対称性の多発関節炎，リウマトイド因子（rheumatoid factor：RF）陽性にてRAと診断され，抗リウマチ薬とステロイド薬にて加療開始．しかし徐々に関節変形が進行し，両膝人工関節置換術を施行されている．また76歳時に抗リン脂質抗体陽性，および血小板減少症を認めAPSと診断され，抗血小板薬で加療を開始されている．平成12年以降は呼吸器感染症にて入退院を繰り返していた．
平成15年6月18日，朝食後に突然の構音障害，左上肢不全麻痺出現し，同日緊急入院となった．
入院時現症：体温36.2℃，血圧150/66 mmHg，脈拍80/min・整，呼吸数16/min，意識清明であった．顔面に左口角の低下，鼻唇溝の消失を認めた．眼球は左方に偏位し舌の左方偏位も認めた．胸部所見では，心雑音聴取せず，肺雑音は下肺野に乾性ラ音を聴取した．腹部は特記すべき所見を認めなかった．四肢に関しては，RAの関節変形は高度であった．また左上肢挙上困難で，徒手筋力検査は3程度であった．また腱反射はRAによる関節変形のため評価できなかった．

入院時検査所見：白血球数4200/μl，ヘモグロビン11.5 g/dlと軽度貧血，血小板数8.7万/μlと減少を認めた．また赤沈39 mm/hrと促進を認めた．凝固検査ではAPTT 56.9秒（対照36秒）と延長を認めた．血清学的検査ではCRP 4.1 mg/dl，生化学ではLDH 627 IU/lと上昇を認めたが，肝機能および腎機能は正常で脂質・糖代謝異常は認めなかった．免疫学的検査ではRF 204 IU/ml，metalloproteinase（MMP）-3 70.2 ng/ml（値17.3〜59.7）と上昇を認めた．また抗β_2GP1カルジオリピン抗体は6 U/ml（基準値3.5未満），platelet associated（PA）IgGは170.2 ng/10^7（基準値9.0〜25.0）と上昇を認めた．そのほか抗DNA抗体は陰性であった．
入院時経過：入院時の頭部MRIにて右視床に梗塞巣を認め，ただちに血栓溶解療法を開始したが，麻痺，構音障害の改善は認められなかった．脳梗塞の原因として，心房細動はなく心臓超音波でも異常は認めなかった．また，動脈硬化の危険因子である高血圧症，高脂血症，糖尿病，喫煙歴などはなかった．高齢ではあったが，APSによる脳梗塞の可能性も考えられた．またRAに関してはSteinbrockerのstage分類でstage IV，class 4であったが，外来時より活動性は安定していた．
脳梗塞の治療後も構音障害および嚥下障害が依然として残っていたが，7月25日に嚥下性肺炎を

1）順天堂大学膠原病内科学講座　2）同　病理学講座第二

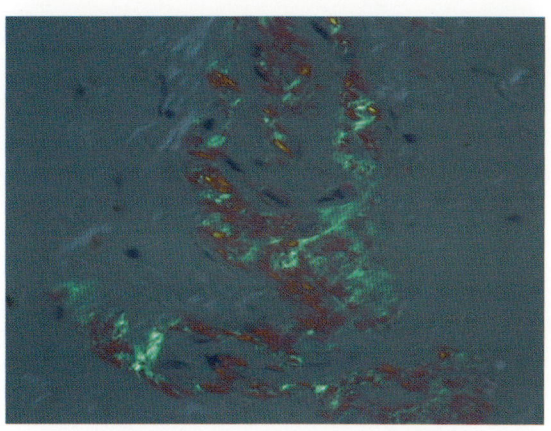

図1 血管壁のコンゴ・レッド染色（強拡大）：アミロイドーシスの沈着を多数認める．

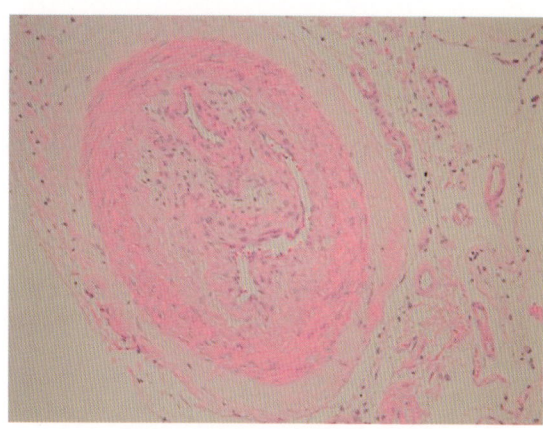

図3 血管のHE染色（強拡大）：小動脈の内膜肥厚，内腔狭窄，再疎通が認められる．

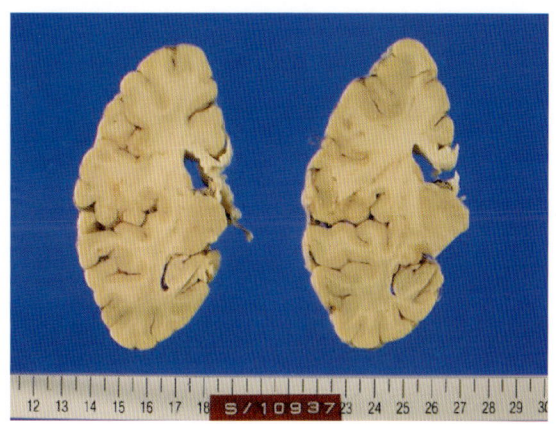

図2 脳の肉眼所見：右中大脳動脈領域に多発性の脳梗塞を認める．

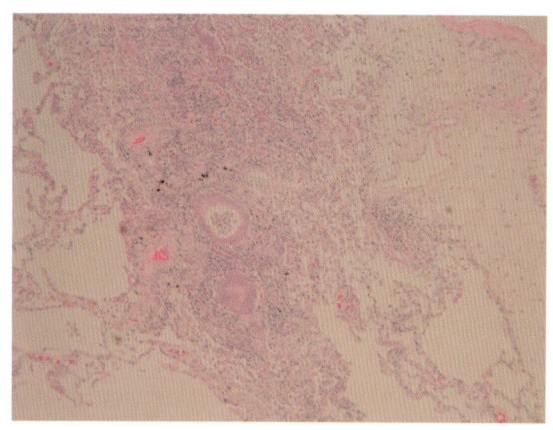

図4 肺組織のHE染色（中拡大）：肺内に気管支内外の好中球の浸潤，肺実質の浸出物のうっ滞，肺炎像を認める．

発症，8月2日に心停止，呼吸停止状態となり心肺蘇生を試みるも死亡に至った．

剖検所見：

1．アミロイドーシス：全身の中小動脈，細動脈，毛細血管の血管壁にアミロイドの沈着が認められた（図1）．経過よりRAに合併したアミロイドーシスと考えられた．

2．脳梗塞：右大脳半球の中大脳動脈支配領域に梗塞巣が散在していた（図2）．組織学的には梗塞部は軟化，液化し，組織球およびアストロサイトの反応を伴っていた．小動脈の内膜肥厚，内腔狭窄，再疎通がみられ（図3），APSによると思われる血栓が梗塞の原因と考えられた．

3．肺炎：両側肺とも，気管支内に多量の喀痰が充満していた．肺実質にも強い肺炎像を認めていた（図4）．

死因：喀痰による気道閉塞．

問題点：本症例では高齢のため脳梗塞の原因がAPSか動脈硬化なのかの鑑別は困難であるが，明らかな動脈硬化の危険因子は認めなかった．

考察：APSは抗カルジオリピン抗体，ループスアンチコアグラント，抗β_2GP1カルジオリピン抗体のいずれかが検出され，臨床的には血小板減少，習慣性流産，動静脈血栓を引き起こす疾患である．原発性のほかに膠原病関連では全身性エリテマトーデス（systemic lupus erythematosus：SLE）に合併が多く，抗リン脂質抗体陽性はSLEの診断基準の1項目になっている．RAとの合併はまれで

APSの症例の1%程度と言われている．しかしながら本症例では経過中に血小板減少症が持続し，血液検査にてAPTTの延長，抗β_2GP1カルジオリピン抗体陽性，さらに今回入院時に脳動脈血栓症を発症，その他の基礎疾患がなかったことよりAPSによる脳梗塞が疑われた．またRAではmethotrexateの投与により高ホモシスチン血症をきたすことがあり，血栓症のリスクとなる可能性があるが，本症例ではmethotrexate投与歴はなかった．

また死因に関して，RAの生命予後は一般健常者に比べ死亡率が高く，RAが直接の死因となることは少ないが，平均寿命も10年以上短い．直接死因は感染症，心疾患，脳血管障害，呼吸器疾患，腎疾患および悪性腫瘍などの併発があげられるが，近年でも感染症による死亡が減少していない．これに対して，寝たきりになる前の治療が大切といわれている．本症例でもRAの関節変形に伴う日常生活動作の低下にAPSによる脳梗塞を発症し，その後嚥下性肺炎を起こし最終的に死亡に至っている．

現在RAの早期よりの診断・治療が提唱されている．近年，RAに対して抗環状シトルリン化ペプチド抗体（抗CCP抗体）など新しい検査法が試みられている．また本邦では白血球除去療法が平成16年より保険適応となり，さらに生物製剤を含めた新たな治療薬が次々と開発されている．今後，生命予後改善のため合併症に対する対策も含めた総合的な患者の治療法の確立が望まれる．

参考文献

1) Thomas E, et al：National study of cause-specific mortality in rheumatoid arthritis, juvenile chronic arthritis, and other rheumatic conditions：a 20 year followup study. J Rheumatol 30(5)：958-965, 2003

2) Cervera R, et al：Antiphosphlipid syndrome associated with infections：clinical and microbiological characteristic of 100 patients. Ann Rheum Dis 63(10)：1312-1317, 2004

関節リウマチ

ニューモシスチス肺炎を契機に急性呼吸促迫症候群を併発した間質性肺炎合併関節リウマチの一例

天野浩文[1]　天野恵理[1]　熊坂利夫[2]

要旨：症例は71歳，男性，関節リウマチ（rheumatoid arthritis：RA）および間質性肺炎（interstitial pneumonia：IP）で経過観察治療中，ニューモシスチス肺炎を契機に急性呼吸促迫症候群（acute respiratory distress syndrome：ARDS）を発症し，呼吸不全で死亡した．RAにおけるST合剤によるニューモシスチス肺炎一次予防の適応について今後検討が必要と考えられた．

症例：71歳，男性．
主訴：咳，呼吸困難．
既往歴：50歳より高血圧．
家族歴：特記事項なし．
現病歴：平成7年12月頃より手指の関節痛が出現．平成8年6月に他院にてRAと診断されbucillamineを開始されるが尿蛋白陽性，血清クレアチニン値上昇のため中止．平成9年2月，胸部CTで間質性肺炎を指摘されたが，その後通院を自己中断していた．平成13年12月頃より乾性咳嗽，労作時呼吸苦が出現．翌14年4月に当科受診し精査加療目的で入院．間質性肺炎の増悪が認められ，prednisolone（PSL）30 mg/dayの投与が開始され軽快退院．また，同年7月に動脈硬化性病変による左内頸動脈閉塞を認めている．その後，外来でbetamethasone 1.5 mg/day投与され，RA，IPの活動性は認められなかったが，平成16年2月中旬頃より呼吸困難感が徐々に強くなり，22日低酸素血症を認め緊急入院となった．

入院時現症：体温37.5℃，血圧154/84 mmHg，脈拍101/min．意識清明，貧血黄疸なし，心雑音なし，両下肺野にfine crackleを聴取．腹部は平坦かつ軟，圧痛なし．両下肢浮腫なし．両下腿に静脈瘤を認めた．また両手PIP，MCP関節の変形を認めた．

入院時検査所見：白血球数5700/μlで，リンパ球数は399/μlと減少を認めた．ヘモグロビン11.3 g/dl，血小板17.5万/μlで，CRP 9.5 mg/dl，赤沈78 mm/hrと炎症反応を認め，凝固系ではFDP 12.6 μg/ml（<10.0），Dダイマー18.6 μg/ml（<1.0）と上昇を認めた．生化学では肝機能は正常でLDHの軽度の上昇を認めた．血清アルブミン値は3.0 g/dlと低下，またBUN 62 mg/dl，血清クレアチニン0.99 mg/dlと腎機能障害を認めた．リウマトイド因子陽性，血清IgGの軽度低下が認められた．血清補体価は軽度上昇していた．免疫複合体（C1q法）10未満，また抗好中球細胞質抗体は陰性であった．血清KL-6は724 U/ml（<500）と軽度上昇，動脈血ガス分析では，pH 7.472，PCO_2 45.6 mmHg，PO_2 45.6 mmHgと低酸素血症を認め，またA-aDo_2の開大を認めた．β-Dグルカンは68.2 pg/ml（<20）と上昇していたが，カンジダ，クリプトコッカス，アスペルギルス抗原は陰性で，またサイトメガロウイルス抗原も陰性であった．胸部X線では，左中肺野の網状影，両中下肺野にスリガラス様陰影を認めた．

入院後経過：臨床経過および血中β-Dグルカンの高値によりニューモシスチス肺炎を疑い，2月22日よりST合剤を開始，methylprednisolone 1 gを3日間投与した．また，他の抗菌薬の併用を行った．その後も低酸素血症の遷延を認め，胸部CT上は両上肺野の気腫状の変化，両下肺野の蜂

[1] 順天堂大学膠原病内科学講座　[2] 同　病理学講座第一

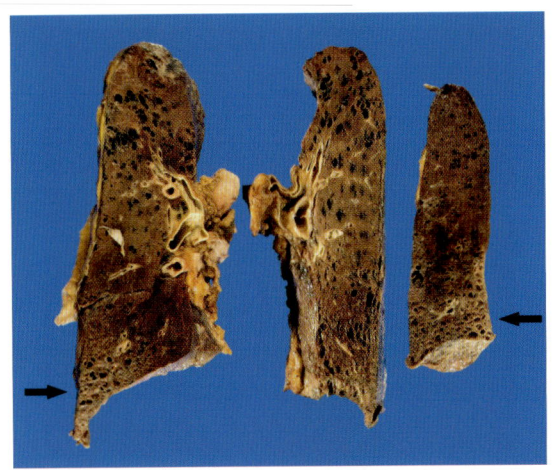

図1 フォルマリン固定後の両側肺の割面像：両側肺下葉背側に強く蜂窩肺を認め（矢印），両側上葉には水腫様変化を認める．また，上葉には小葉中心性肺気腫もみられた．

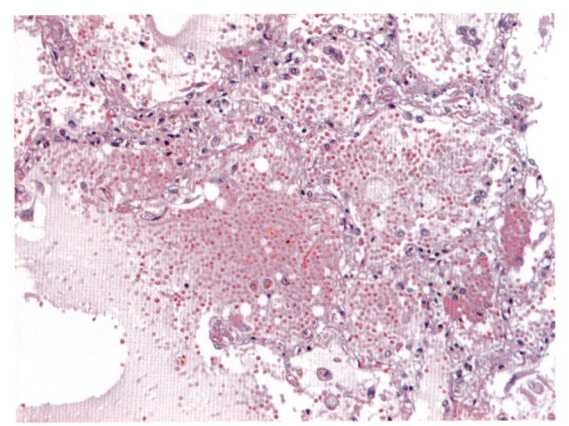

図2 両側上葉の水腫性変化の強い部分には，肺胞腔内の著明な出血，水腫，および剝離した肺胞II型上皮を多数認める．肺胞腔の虚脱はみられず，壁の肥厚もみられない．

巣状陰影，左中肺野に胸膜直下が保たれている地図状の陰影を認めた．喀痰から Pseudomonas putida, Candida glabrata を認め，また Pneumocystis jirovecii (carinii) DNA (PCR 法) 陽性であった．その後も低酸素血症改善せず，3月2日より2回目のステロイドパルス療法を施行し3月3日より人工呼吸器管理としたが，全身状態悪化し平成16年3月9日死亡した．

剖検所見：
 1．間質性肺炎は両側下葉に慢性の変化が認められ（図1），出血を伴う肺水腫（図2）と両側上葉の硝子膜形成を認める（図3）．菌体は認められなかった．
 2．中等度の心膜炎を伴った左室の中心性肥大を認める．
 3．粥状硬化性大動脈瘤（腎動脈レベルより3 cm下方），左内頸動脈の血栓を伴う動脈瘤を認める．
 4．潜在性前立腺癌（中等度から未熟腺癌 G 3+2）

死因：呼吸不全．

問題点：ニューモシスチス肺炎を契機に発症した ARDS．

考察：本症例は RA および IP で経過観察治療中にニューモシスチス肺炎を契機に ARDS を発症し，呼吸不全で死亡に至った．リウマチ性疾患の2.3～9.3%にニューモシスチス肺炎を合併すると

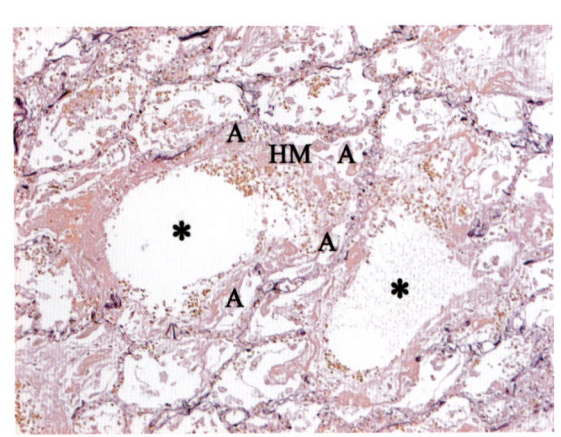

図3 肺胞腔の虚脱と肺胞道の拡張がみられ，肺胞道には肺胞入口輪を塞ぐように部分的に器質化した硝子膜を認める．（EVG 染色，＊：肺胞道，HM：硝子膜，A：虚脱した肺胞）

いわれており，頻度は低くない．本症例も，喀痰のDNAがPCRで陽性であり，急速に進行する低酸素血症などの臨床症状，検査，画像からもニューモシスチス肺炎と診断は確定的であったが，剖検では菌体は認められなかったことから，ニューモシスチス肺炎は軽快したが，感染を契機とした ARDS を発症し，以前より低下していたと考えられる腎機能により肺水腫を増悪させたと考えられた．同時に硝子膜の形成（図3）がみられ，いわゆるびまん性肺胞障害（diffuse alveolar damage：DAD）が認められた．ニューモシスチス肺炎発症

ハイリスクの患者に対する ST 合剤による一次予防は有用で，低リンパ球数，低 IgG 血症，ステロイドの大量投与，IP 合併などでは投与が検討される．しかし本症例ではステロイド投与量も多くなかったため予防投与はおこなっていなかった．methotrexate をはじめ，他の抗リウマチ薬使用例でもニューモシスチス肺炎の発症が報告されているが，一般に RA でニューモシスチス肺炎の一次予防をすることは少なく，今後は予防投与のガイドラインの作成が必要となる可能性がある．

一般に ARDS におけるステロイドの投与に関して発症早期における短期大量用法の有効性は否定されているが，肺の炎症に引き続く線維化の抑制の目的として発症から1週間程度経過した後期 ARDS に対しては有用性が期待されている．本症例では，ニューモシスチス肺炎に対して有効性が確立されているため ST 合剤にステロイド大量投与を併用したが ARDS の改善は認めなかった．

参考文献

1）谷口博之，他：ARDS のすべて．別冊・医学のあゆみ pp. 308-313, 2004
2）長坂憲治，他：カリニ肺炎の治療，リウマチ科 31(4)：357-362, 2004

全身性エリテマトーデス

全身性エリテマトーデスに進行性多発性白質脳症（PML）を合併した一例

阿部香織[1]　森　秀生[2]

要旨：全身性エリテマトーデス（systemic lupus erythematosus：SLE）の経過中に進行する痴呆症状が出現し，脳脊髄液からJC virus DNAが検出され，進行性多発性白質脳症（progressive multifocal leukoencephalopathy：PML）と診断された．有効な治療法なく，感染症の併発により死亡．脳の剖検で，広範な白質の脱髄巣と腫大した異常な核を認めた．

症例：59歳，女性．
主訴：痴呆，右不全麻痺．
既往歴：特記事項なし．
家族歴：特記事項なし．
現病歴：平成2年レイノー現象，手指腫脹で発症，抗RNP抗体陽性を認め，混合性結合組織病とシェーグレン症候群の診断で経過観察されていた．平成9年8月，心膜炎を併発し，prednisolone（PSL）50 mg/day投与されている．この頃より補体の低下，抗DNA抗体価の上昇がみられ，SLEと診断を改められた．以後PSL減量し，17.5 mg/dayで外来加療中であった．平成11年11月頃より軽度の歩行障害と痴呆症状出現し，精査目的に平成12年6月3日から7月23日入院．アルツハイマー病を疑われ，donepezil hydrochloride（Aricept®）が開始された．また，補体の低下を認めたため，azathioprine 50 mg/dayの内服を追加した．その後，急激な痴呆の進行みられ，平成12年11月には寝たきりの状態となり，発語の低下，頭痛，嘔気出現し，平成12年12月7日入院となった．

入院時現症：体温36.6℃，血圧120/60 mmHg，脈拍72/min・整，顔面発赤，体表リンパ節触知せず，胸・腹部に異常認めず，両下肢にレイノー現象と網状皮斑，両手指，両足および右膝に潰瘍を認めた．神経学的所見は，意識清明だが話しかけに対し返答不能，長谷川式痴呆スケール測定不能，失語・失認を認め，命令の理解は不良，書字による命令も不可能，軽度眼球運動障害および軽度右側顔面神経麻痺を認め，著明な右上下肢の筋力低下と筋萎縮を認め，Babinski反射，Chaddock反射が両側陽性，髄膜刺激徴候は認めなかった．

入院時検査所見：白血球数は5200/μlでリンパ球数は338/μlと減少，またヘモグロビン10.3 g/dlと貧血を認めた．赤沈107 mm/hrと促進認めたが，CRPは0.1 mg/dlと陰性であった．血清IgG 2729 mg/dlと高ガンマグロブリン血症，CH_{50} 11.7単位と低補体血症を認めた．抗核抗体1280倍（speckled type，抗細胞質抗体），抗DNA抗体（RIA法）17.3 IU/ml，抗U1-RNP抗体128倍，抗Sm抗体8倍，抗SS-A抗体8倍とそれぞれ陽性であった．

入院後経過：入院時，右不全片麻痺，失語があり，中大脳動脈領域の障害や痴呆が考えられ，アルツハイマー病，脳血栓症，脱髄性疾患，SLEに伴う脳病変などの検索を進めた．SLEについては，補体低値であったが，臓器病変を認めず，PSL 17.5 mg/dayを継続投与とした．頭部MRIでは，左前頭葉中心前回の白質下から半卵円中心後部および内包後脚付近にT2-WIで高信号を呈し圧排効果の少ない病巣を認め（図1），PMLを強く疑った．脳脊髄液からJC virus DNAが検出さ

---

1) 順天堂大学膠原病内科学講座　　2) 同　脳神経内科

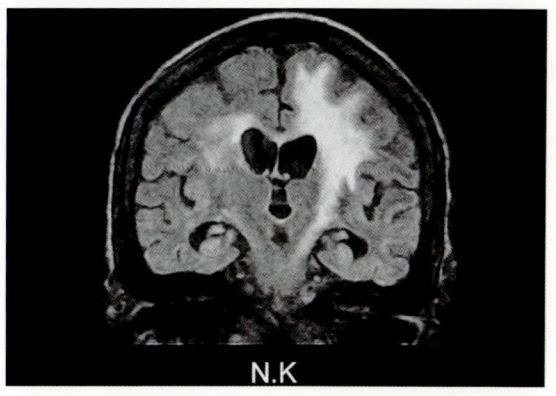

図1　頭部 MRI（T2-WI）：左前頭葉中心前回の白質下から半卵円中心後部および内包後脚付近に T2-WI で高信号を呈し圧排効果の少ない病巣を認める．

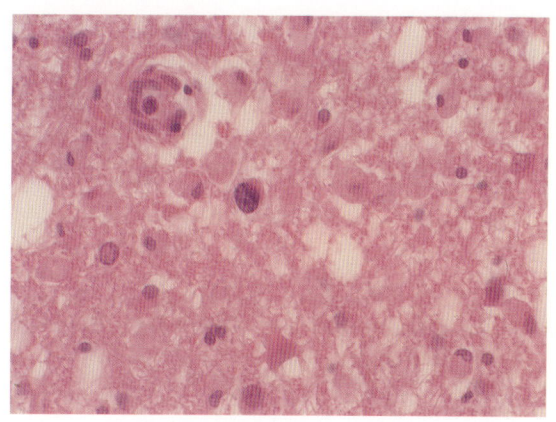

図3　HE 染色：濃染し腫大した異常な核が散見された．抗 JC virus 抗体で染まる oligodendrogria の核と考えられる．

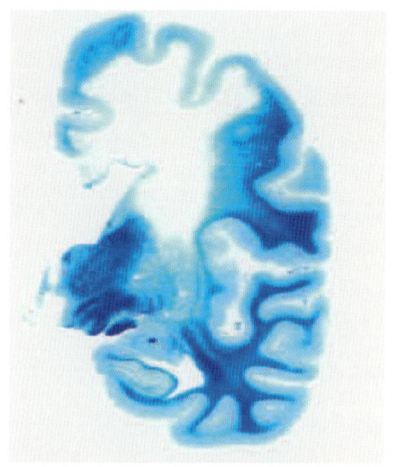

図2　大脳のクリューバー・バレラ（KB）染色：脱髄巣は白く抜け，残存している髄鞘は青く染色されている．

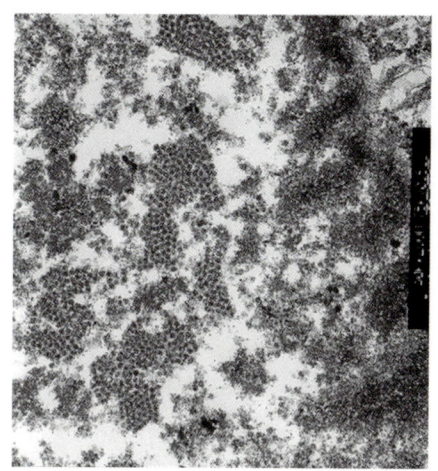

図4　透過型電子顕微鏡像：胞子状の virus 粒子を認める．

れ，PML と診断した．PML は interferon-α や cytarabine（Ara-C）などが有効であったとの報告もあるが，確立した治療法はなく，全身状態が悪化していたこともあり，積極的な治療を行わず全身管理のみ行なった．平成13年2月25日より細菌性肺炎を合併し，抗菌薬とガンマグロブリン製剤の投与を行うも効果なく，3月1日呼吸不全にて死亡した．

剖検（脳）による脳の組織所見：

1．脳の KB 染色では，青く染まった白質に白く抜けた脱髄巣を認めた（図2）．

2．脳の HE 染色では，濃染し腫大した異常な核が散見された．これらは，抗 JC virus 抗体で染まる oligodendrogria の核と考えられた（図3）．

3．電顕では胞子状にウイルス粒子を認める（図4）．

問題点：

1．PML の診断は従来脳の生検以外での診断が難しく，剖検によって診断がつくことも多い．近年，PCR 法による髄液の JC virus DNA の検出による診断が可能となり，診断にたいへん有用と考えられた．

2．PML は JC virus による中枢神経系への日和見感染症であり，ステロイドや免疫抑制薬を長

期にわたって使用する膠原病においても合併症として念頭におくべきであると考えられた．

　考察：SLEとPMLの合併例の報告は，海外で7例[1,2]，本邦で2例あり，そのうちSLEの治療としてステロイド単独使用が3例，免疫抑制剤の併用が7例であった．免疫抑制剤はazathioprineが4例で使われており，その他cyclophosphamide, methotrexateが使用されていた．

　PMLはPapova virusの一種であるJC virusによる中枢神経系への日和見感染症であり，多巣性の脱髄病巣を形成し進行性の経過をとる遅発性virus感染症と考えられている．欧米では，AIDS患者の約4％にPMLが発症し，一方全PML患者の55～85％がAIDS患者であるとされている．臨床症候は，髄膜刺激症状を欠き，中枢神経系の脱髄症状が亜急性に進行し，多くは発症後1年以内に死に至る．病巣は主として大脳，中・後頭葉，側頭葉，頭頂葉の白質が侵されやすく，小脳，脳幹がこれに次ぎ，脊髄病変はまれとされる．画像上は，MRIのT2強調画像で白質に好発する斑状の高信号域が非対称性にみられ，次第に拡大，融合する．T1強調画像では，初めはほぼ等信号であるが，進行すると低信号を示すことが多い．圧排効果はあっても軽微である．病理学的には，脱髄巣で，病巣は多発性，非対称性に皮質直下に好発する．脱髄巣の腫大濃染した核は抗JC virus抗体で陽性に染まり，JC virus DNAを用いたin situ hybridizationで陽性となる．今回の症例では，髄液でPCR法を用いてJC virus DNAを検出した．脳脊髄液からJC virus調節領域を効率よく増幅し，調節領域の塩基配列を決定することにより，偽陽性を排除し診断が可能であった[3]．

参考文献

1）Ahmed F, et al：Progressive multifocal leukoencephalopathy in a patient with systemic lups erythematosus. Jounal of Rheum 26：1609-1612, 1999

2）Arbusnow V, et al：Contrast enhancement in progressive multifocal leukoencephalopathy：a predictive factor for long-term survival? J Neurol 247：309-310, 2000

3）余郷嘉明，杉本智恵：PMLのPCR診．神経進歩 43：128-137, 1999

全身性エリテマトーデス

多臓器病変をきたした抗リン脂質抗体症候群を伴う全身性エリテマトーデスの一例

安田光徳[1]　中村和裕[2]

> 要旨：症例は49歳の女性．抗リン脂質抗体症候群（antiphospholipid syndrome：APS）を伴った全身性エリテマトーデス（systemic lupus erythematosus：SLE）で外来加療中，直腸穿孔による腹膜炎にて入院し脳出血を合併して死亡した．剖検にて脳，肺，腎，卵巣，小腸など多臓器に血栓形成を認めた．また卵巣，小腸には血管炎の所見がみられた．入院時の直腸穿孔は，血管炎および血栓症による腸管壊死が原因と考えられた．

症例：49歳，女性．
主訴：腹痛．
既往歴：38歳：高血圧，41歳：胆石，45歳：橋出血．
家族歴：特記事項なし．
現病歴：昭和57年，皮疹，関節痛，蛋白尿が出現しSLEと診断され，prednisolone（PSL）5 mg/day, dipyridamole 300 mg/day の内服により加療されていた．平成7年11月19日就寝後，一過性の意識障害ありループスアンチコアグラント（lupus anticoagulant：LA）陽性であることから，APSが関与する一過性脳虚血発作と診断され，PSL 30 mg/day に増量，aspirin 投与され，また二重膜濾過法を施行された．PSLを27.5 mg まで減量した時点で，APTTの延長および蛋白尿が出現したため azathioprine 50 mg/day の投与を開始したところ，骨髄抑制が出現したため中止，二重膜濾過法を継続して経過観察されていた．平成12年2月より下痢が出現し内服で経過観察されていたが，6月20日より下痢が増悪，25日腹痛が出現し翌日当院を受診．腹部X線上で横隔膜下フリーエアーを認め，消化管穿孔の診断で緊急入院となった．
入院時現症：体温 37.4℃，血圧 100/50 mmHg，脈拍 88/min・整，呼吸数 22/min，眼球結膜に黄疸なく，眼瞼結膜に貧血なし．心雑音聴取せず，呼吸音異常なし．腹部は全体に自発痛・圧痛著明，筋性防御は認めなかった．

入院時検査所見：白血球数は1.09万/μlと増加，CRP 12.0 mg/dl と上昇を認めた．血小板数は正常であった．肝機能は正常，慢性腎不全のため血清クレアチニンは3.29 mg/dl と高値，血清アミラーゼは444 IU/ml と軽度上昇していた．免疫グロブリンはIgG 273 mg/dl，IgA 94 mg/dl，IgM 13 mg/dl と低下し，血清補体価の軽度低下を認めた．抗核抗体は40倍（homogenous, speckled type）で抗DNA抗体および抗Sm抗体は陰性，APTTの延長はなく，LA，抗β_2GP1カルジオリピン抗体も陰性であった．

入院後経過：入院後，緊急開腹術施行され，直腸S状結腸（腹膜反転部より12 cm）に1.7×1.5 cmの穿孔，かつ腹腔全体に大量の残渣を認め，直腸穿孔および腹膜炎の診断で，直腸S状結腸部分切除＋人工肛門造設術を施行した．栄養血管に血栓形成および壊死性血管炎を認めた．術後，敗血症およびSLEの増悪の可能性（リンパ球減少および補体の低下）からPSLを30 mg/day に増量し，免疫グロブリン製剤，抗菌薬投与，単純血漿交換療法を併用した．また腎不全の増悪あり，持続血液濾過透析を施行した．40病日よりAPTTの延長，血小板減少，意識障害が出現．APSおよびSLEの増悪が考えられたため，単純血漿交換療法

1) 順天堂大学膠原病内科学講座　2) 同　病理学講座第二

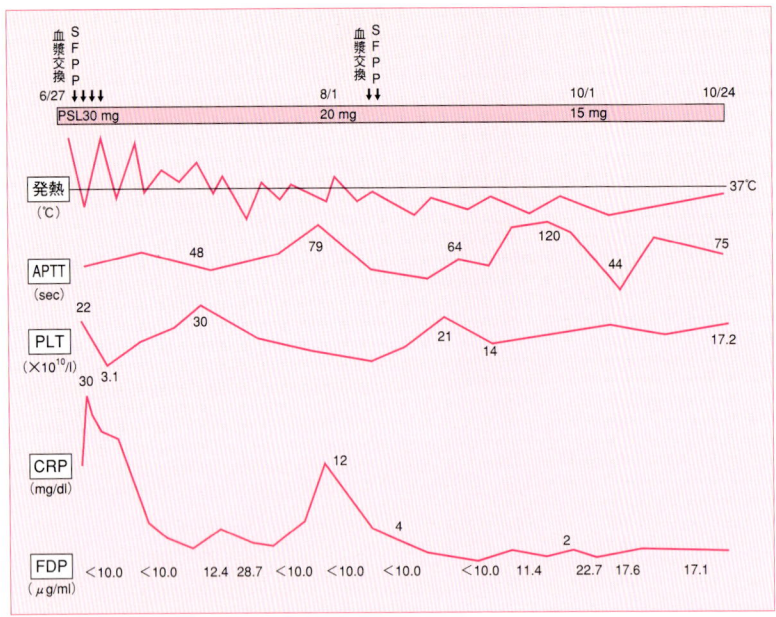

図1　臨床経過表

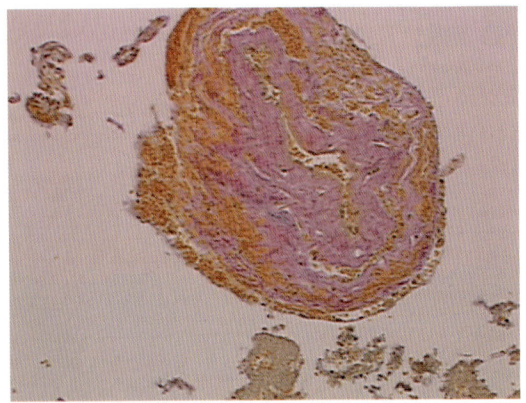

図2　左頭頂葉小動脈内膜の線維性肥厚
　　　（EVG染色）

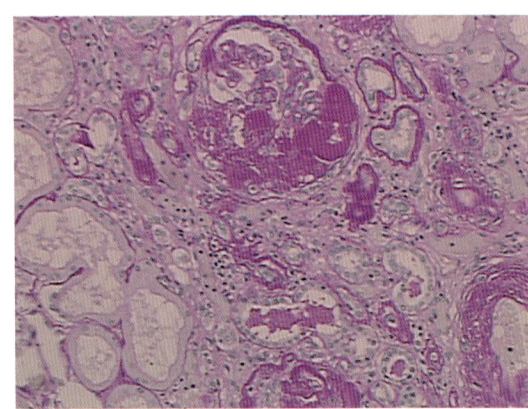

図4　巣状ループス腎炎：糸球体分葉の分節状硬化，wire-loopや硝子様沈着物がみられる．

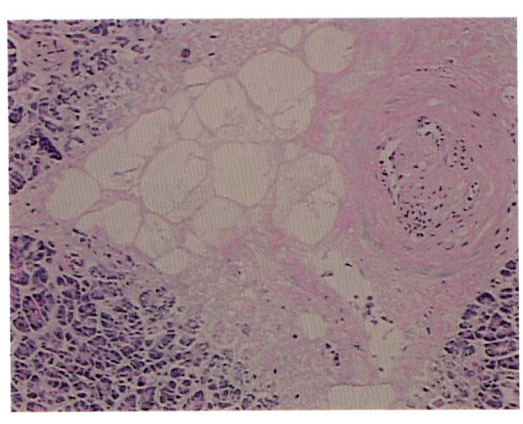

図3　膵の壊死および小動脈血栓（HE染色）

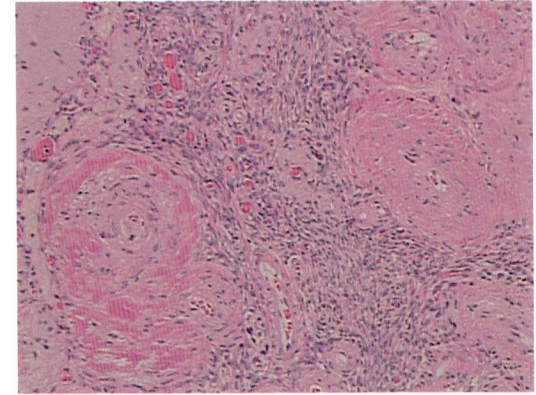

図5　卵巣の小動脈血栓および内膜線維性肥厚
　　　（HE染色）

を施行した．その後，一時的に意識状態は改善したが，121病日に意識障害が出現．頭部CTにて脳内出血を認め同日死亡した．

病理所見：

1．全身性血栓症：左頭頂葉小動脈，右肺中葉の小血管，右腎細小血管，膵臓，卵巣の小動脈など多部位に血栓形成を認める（図2, 3）．両肺に多数の出血巣あり，また左心室後壁に陳旧性心筋梗塞，冠動脈に動脈乖離，内腔の狭窄を認めた．

2．SLE：脾臓に onion-skin lesion，腎臓の糸球体の一部に wire-loop lesion を認め，巣状ループス腎炎の所見であった（図4）．また卵巣，小腸の小動脈中膜フィブリノイド壊死，内膜の線維性肥厚を認め（図5），SLEに伴う二次性血管炎と考えられた．

問題点：

SLEに伴う血管炎は予後不良であり，消化管の場合は穿孔など重篤な合併症の原因となる可能性があるため注意が必要である．

考察：

本症例では，全身の多臓器で血栓形成が認められた．入院の契機となった直腸穿孔は，栄養血管の血管炎および血栓形成による腸管壊死が原因と考えられた．本症例は直腸の外科的切除後であったこと，術後に消化管出血を繰り返していたことから，抗凝固療法は施行できなかった．

SLEで血管炎の合併はまれであるが，合併した場合の予後は不良である．罹患血管の部位，大きさは多岐にわたるが，中小動脈では壊死性血管炎の形をとり，頸・冠・肺・消化管などの動脈が罹患する．治療は結節性多発動脈炎などに準じたステロイド大量投与を行い免疫抑制薬の併用も考慮する．消化管の血管炎では本例のように穿孔などの合併症で不幸な転帰をたどることが多い．本症例ではAPSによる血栓症も認められ，より病態を難治性にしていると考えられた．

参考文献

1）戸叶嘉明：全身性エリテマトーデス．血管炎：290-297．長澤俊彦監．橋本博史編，朝倉書店，東京，2001

2）Vitali C, et al：Disease activity in systemic lupus erythematosus：report of the Consensus Study Group of the European Workshop of Rheumatology Research. 1. A description of 704 European laupus patients. Clin Exp Rheumatol 10：527-539, 1992

全身性エリテマトーデス

メチシリン耐性ブドウ球菌による腸腰筋膿瘍で死亡した全身性エリテマトーデスの一例

金　英俊[1]　濱野慶朋[2]

要旨：18歳時にレイノー現象で発症した58歳の全身性エリテマトーデス（systemic lupus erythematosus：SLE）の症例．プレドニゾロン（prednisolone：PSL）40 mg/dayの投与でループス腎炎は軽快し，10 mg/dayにて寛解状態であった．昭和63年頃より高血圧，糖尿病，高脂血症を合併し治療されていた．平成8年より心筋梗塞を繰り返し内服加療されていたが，今回急性心筋梗塞を再発し入院．冠動脈バイパス術を施行しリハビリテーション中であったが，褥瘡の感染よりメチシリン耐性ブドウ球菌（methicillin resistant Staphylococcus aureus：MRSA）による腸腰筋膿瘍を合併し，敗血症となり死亡した．

症例：58歳，女性．
主訴：胸痛，呼吸困難．
既往歴：43歳：高血圧，糖尿病，高脂血症，44歳：子宮筋腫摘出術，47歳：左下腿血栓性静脈炎，48歳：両下腿皮膚潰瘍．
家族歴：祖父：直腸癌，祖母：糖尿病．
現病歴：昭和38年（18歳）にレイノー現象および関節痛が出現．昭和48年2月に円板状皮疹，関節炎，日光過敏，蛋白尿，脱毛，抗核抗体陽性でSLEと近医で診断され，PSL 40 mg/日の投与で軽快．PSLは漸減後中止されていた．昭和49年1月に尿蛋白陽性で当科入院．腎生検施行されびまん性ループス腎炎と診断，PSL 40 mg/day投与され軽快，その後は外来にてPSL維持量投与され安定していた．昭和63年頃より高血圧，糖尿病および高脂血症が出現し内服治療開始された．その後，平成4年より下腿血栓性静脈炎で入退院を繰り返していた．平成8年に下壁心筋梗塞を発症，平成9年には脳梗塞と左下腿動脈閉塞を合併し，warfarinによる抗凝固療法が開始され，糖尿病に対しインスリン導入となっていた．平成14年11月に急性心筋梗塞を再発し当院へ入院したが，保存的療法で軽快となる．経過中，抗リン脂質抗体は陰性であった．今回は平成15年1月28日に胸痛および呼吸困難を自覚し入院となった．

入院時現症：身長146.0 cm，体重50.0 kg，体温36.1℃，血圧136/80 mmHg，心拍数88/min・整，呼吸数28/min・整，意識清明，表在リンパ節腫脹なし，眼瞼結膜軽度貧血，眼球結膜黄染なし，顔面 moon face，甲状腺腫大なし，胸部肺ラ音なし，心尖部に収縮期雑音（II/IV），腹部平坦・軟，肝・脾触知せず，両下肢に浮腫，多数の紫斑あり，神経学的所見異常なし．

入院時検査所見：

白血球数は1.08万/μl，ヘモグロビンは11.4 g/dlで，CRP 1.1 mg/dlと軽度炎症反応を認めた．また，LDH 802 IU/l，CPK 372 U/l，トロポニンT 0.71 ng/ml，BNP 1550 pg/mlと上昇を認めた．糖尿病は，空腹時血糖152 mg/dl，尿糖0.3 g/day，ヘモグロビンA1c 6.2%でコントロールは良好であった．BUN 36 mg/dl，クレアチニン0.81 mg/dl，24時間クレアチニン・クリアランス19.8 ml/分と腎障害を認めたが，電解質は正常であった．低補体血症は認めず，抗核抗体40倍（homogenous, speckled type），抗DNA抗体は陰性，ループスアンチコアグラント，抗β₂GP1カ

---

1) 順天堂大学膠原病内科学講座　2) 同　病理学講座第二

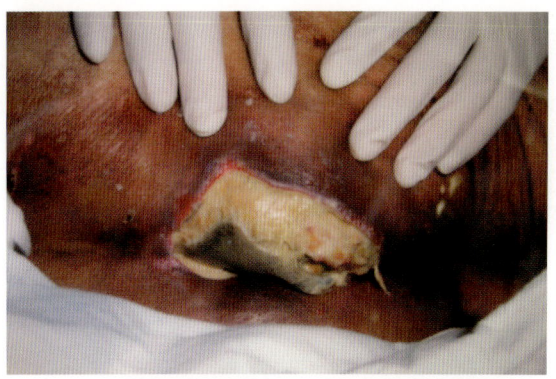

図1 仙骨から第5腰椎に至るまで深い褥瘡があり，臀部皮膚および皮下組織の蜂窩織炎を併発している．

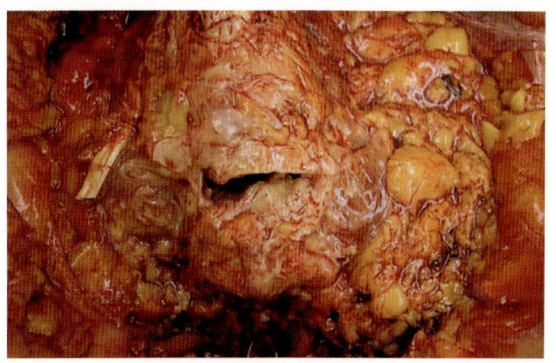

図2 炎症は第5腰椎椎体部まで達し，両側腸腰筋まで達している．

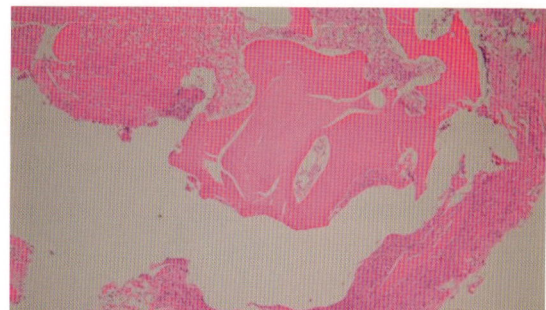
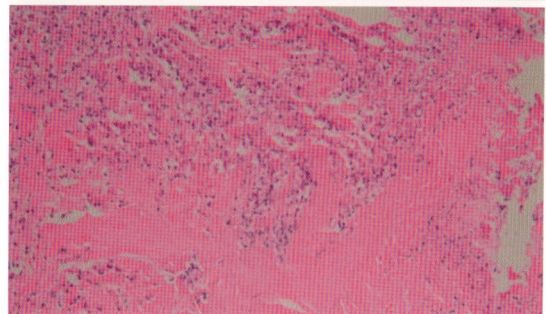

図3 上：第5腰椎のHE染色（弱拡大）：骨髄に膿貯留と腐骨および顆粒球浸潤を認める．
下：同部位の強拡大：腐骨病変の強拡大．萎縮した骨組織の周囲に単核球浸潤と肉芽形成を認める．

ルジオリピン抗体は陰性，免疫複合体も正常範囲であった．

入院後経過：

入院時急性心筋梗塞と診断し，平成15年4月22日に冠動脈バイパス術を施行．術後経過は良好で，SLEの活動性も低い状態であった．リハビリテーションを開始されたが，臀部の蜂窩織炎を併発し，褥瘡の形成を認めた．その後，発熱があり抗菌薬にて加療していたが，血圧低下を認め，褥瘡と血液の培養検査からMRSAが検出され，MRSAによる敗血症と診断．vancomycin hydrochlorideの投与で一時的に改善傾向を示したものの再び全身状態は悪化し，平成15年6月14日に死亡した．

剖検所見：

仙骨から第5腰椎に至るまで深い褥瘡があり，周囲皮膚および皮下組織の蜂窩織炎を併発し（図1），炎症は両側腸腰筋まで達している（図2）．第5腰椎の組織所見は，骨髄に膿貯留と腐骨の形成を一部に認め（図3），腰椎骨髄炎の所見であった．

死因：腸腰筋膿瘍に伴う敗血症．

問題点：長期のステロイド投与例で皮膚の脆弱化があり，また長期臥床や糖尿病など他の易感染性の要素もあり，他の日和見感染と同様に腸腰筋膿瘍の合併の可能性があったと考えられる．

考察：今日，感染症は，SLEの患者にとって予後を左右する主要な因子であるといわれ，現在ではSLEのもっとも重要な死因のひとつである．SLEの経過中にみられる細菌感染症は，特に黄色ブドウ球菌感染症が多いとされている．またSLE経過中，黄色ブドウ球菌が咽頭培養で繰り返し検出され，臀部打撲後の筋肉内血腫に黄色ブドウ球菌が血行性に播種し中臀筋に膿瘍を形成した症例も報告されている．しかし，MRSAによる重篤な感染症の報告は少ない．今回の症例は，臀部の蜂窩織炎から褥瘡を形成し，適切な抗菌薬の使用で一時的には効果があったにもかかわらず両側腸腰筋膿

瘍および骨髄炎を合併し，最終的に敗血症で死亡した．

　SLEの重篤な感染症の原因は，長期のSLEの活動性や多量のステロイド療法といった免疫抑制療法の使用および，糖尿病などの併発疾病などによる易感染性が関与していると考えられている．本症例は，SLEの活動性が低くステロイド療法も維持量であったが長期投与されており，また糖尿病を合併していた．ステロイド長期投与による皮膚脆弱性があり，また長期臥床の状態に加えて度重なる血栓性静脈炎による皮膚や血管壁の脆弱性が存在してたことが腸腰筋膿瘍といった深部組織の重篤な感染症に至った原因と考えられた．

参考文献

1) Ginzler E, et al：Computer analysis of factors influending frewuency of infection in systemic lupus erythematosus. Arthritis Rheum 21：37-44, 1978

2) 吉野保江, 他：中臀筋に黄色ブドウ球菌性膿瘍を形成した全身性エリテマトーデスの1例．リウマチ 34：786-789, 1994

3) Morio A, et al：A case of primary lung cancer complicated with post-poerative intracatable pulmonary fistula. Kyobu Geka 53：1144-1147, 2000

全身性エリテマトーデス

全身性エリテマトーデスに血栓性血小板減少性紫斑病を合併した一例

中原とも子[1]　藤井博昭[2]　阿部香織[1]

要旨：症例は46歳女性で全身性エリテマトーデス（systemic lupus erythematosus：SLE）の経過中に右視床梗塞を発症し，血栓性血小板減少性紫斑病（thrombotic thrombocytopenic purpura：TTP）と診断した．血漿交換療法に反応せず心筋梗塞を併発し死亡した．病理解剖にて多臓器に多発する血栓を認め，血栓性減少性紫斑病に一致する所見であった．

症例：46歳，女性．
主訴：右不全麻痺，四肢紫斑．
既往歴：20歳：気管支喘息．
家族歴：父・母・兄：高血圧症．
現病歴：平成3年，白血球減少，抗核抗体陽性，抗DNA抗体陽性，生物学的擬陽性と腎症よりSLEと診断された．ループス腎炎に対しprednisolone（PSL）60 mg/dayから治療開始され15 mg/dayまで減量されるも，平成7年9月頃より尿蛋白増加，補体低下傾向を認めたため30 mg/dayに増量されていた．平成8年8月11日四肢に紫斑が出現，翌12日起床時に右不全麻痺，複視，眩暈が出現し，14日右視床梗塞の診断で入院となった．
入院時現症：体温35.6℃，血圧154/110 mmHg，脈拍80/min・整，意識清明，貧血・黄疸なし，胸部心雑音・肺ラ音なし，腹部膨満・軽度圧痛あり，四肢に皮下出血斑あり，両下肢浮腫あり，複視・舌右偏位あり，左側失調・歩行時左方偏位，両上下肢の深部反射低下を認める．
入院時検査所見：白血球数は$8500/\mu l$でリンパ球数は$808/\mu l$と減少，血小板数$7000/\mu l$と著明に減少も貧血はなく，末梢血スメアにて破砕赤血球を認めた．凝固系ではFDP 25.5 $\mu g/ml$，D-ダイマー6.3 $\mu g/ml$と軽度上昇にとどまりPT，APTTの延長やフィブリノゲン上昇は認めなかった．生化学では総ビリルビン3.56 mg/dl，直接ビリルビン0.73 mg/dl，GOT 75 IU/l，LDH 5281 IU/lと上昇，ハプトグロビンは10 mg/dl以下と低下し溶血が示唆され，BUN 36 mg/dl，クレアチニン1.21 mg/dlで腎機能障害を認めた．血清ではCH_{50}は41.1単位，C_3 68 mg/dl，C_4 19 mg/dlでC_3，C_4の軽度低下を認めた．抗核抗体は40倍（speckled type），抗DNA抗体（RIA法）は9.7 U/ml，抗β_2GP1カルジオリピン抗体は1.2 U/ml以下と陰性，直接および間接クームステストは陰性でplatelet associated（PA）IgGは341.2 U（正常：9.0～25.0）と上昇していた．尿所見は蛋白3.3 g/dayと細胞性円柱の増加を認めた．頭部CT検査で右視床に低吸収域を認めた．
入院後経過：著明な血小板減少と出血傾向，右視床梗塞，クームステスト陰性の溶血所見，末梢血の破砕赤血球，腎機能低下よりTTPと診断し，8月16日より新鮮凍結血漿80単位を用いて連日単純血漿交換を行った．また平成7年9月頃より腎症の再燃がみられPSL 30 mg/dayに増量後も尿蛋白・沈渣所見の改善がなくSLEが活動性であることから免疫機序による血小板減少も存在すると考えmethylprednisolone 500 mg/day×3日間投与し後療法PSL 100 mg/dayを開始した．8月21

1) 順天堂大学膠原病内科学講座　2) 同　病理学講座第二

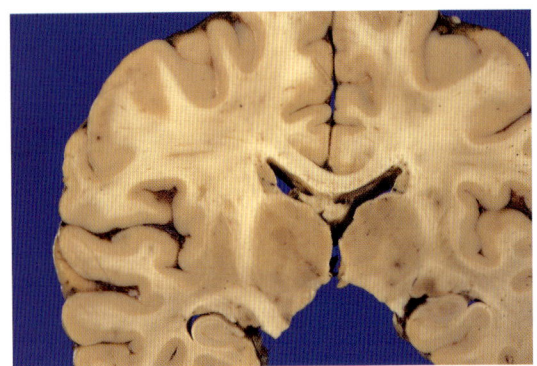

図1 脳の肉眼所見：右視床内側から正中にかけ梗塞巣を認める．

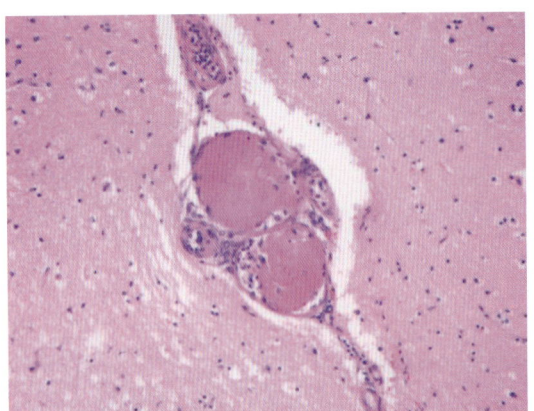

図2 脳梗塞部のHE染色（強拡大）：細小血管内に血栓を認める．

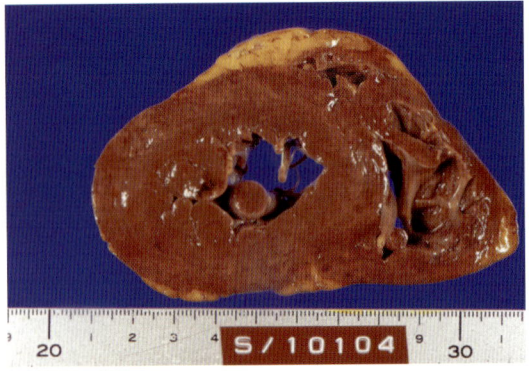

図3 心筋の肉眼所見：心筋内に点状出血を多数認める．

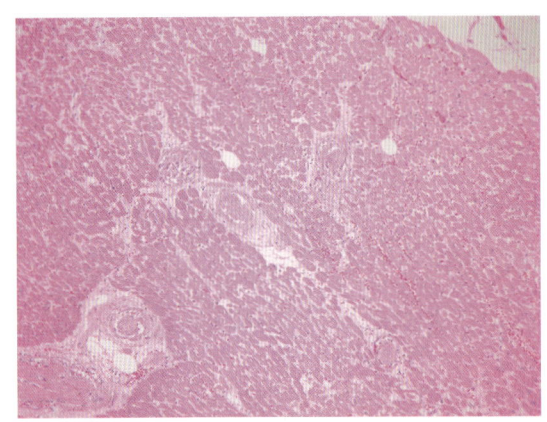

図4 心筋のHE染色（強拡大）：心筋内の細動脈内に血栓が多発している．

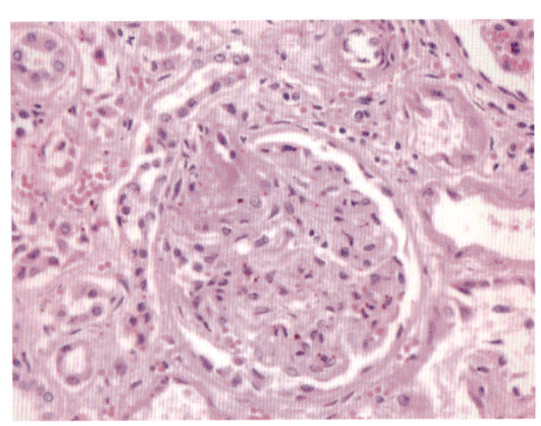

図5 腎のHE染色（強拡大）：腎糸球体の輸入細動脈内に血栓を認める．

日，血小板数2万/μlまで上昇したが，血漿交換中に胸痛が出現し心電図検査にて胸部誘導でST-T低下を認めた．心内膜下梗塞を考え治療を行うも，胸部X線で両肺野のうっ血像を認め心不全を併発した．8月22日より血圧低下，血小板も再び6000/μlと減少し，8月23日意識レベルの低下およびけいれんを認め，平成8年8月26日死亡した．

剖検所見：

1．脳は右視床内側から正中にかけて梗塞巣を認め（図1）一部血管内に血栓を認める（図2）．脳血管の血管炎は認めない．

2．左心筋にびまん性に点状出血を認める（図3）．心筋の細動脈内に血栓がみられ（図4），それに伴い心筋細胞の断裂や出血巣を認める急性心筋梗塞がみられる．

3．腎皮質に点状出血を認める．輸入細動脈内に血栓を認める（図5）．

4．肺は両側上葉に点状出血，下葉はうっ血．

5．肝は散在性に出血，うっ血著明で門脈や中

心静脈が拡張し，中心静脈性に肝細胞索の萎縮や壊死を認める．

死因：急性心筋梗塞による心不全．

問題点：

1．SLEの血小板減少については鑑別が問題となるが，特に自己免疫性血小板減少症（autoimmune thrombocytopenic purpura：ATP）とTTPは臨床症状が類似し，早期診断が困難な場合がある．

2．血漿交換および血漿輸注療法に治療抵抗性のTTP症例が存在する．

考察：TTPは微小血管障害性溶血性貧血（thrombotic microangiopathic hemolytic anemia：TMHA），血小板減少，精神神経症状，腎障害，発熱を主徴とする疾患である．SLEの経過中に血小板減少を認めた場合の鑑別としてはATP，抗リン脂質抗体症候群，TTP，播種性血管内凝固，血球貪食症候群，HELLP症候群，薬剤性などがあげられる．SLEとTTPの併発はSLEの2～3％といわれるが，腎生検を施行すると臨床的にTTPと診断されない例にTTP所見を認めることが報告されており，実際にはより多くの併発が推測される．本例ではクームステスト陰性かつ特徴的な破砕赤血球をともなうTMHAよりTTPと診断した．治療として血漿交換および血漿輸注療法が有効とされるが，血漿交換に反応せず心筋梗塞に伴う心不全にて死亡し，剖検で多臓器に血栓を認めTTPの所見と一致した．治療抵抗例に対してはcyclophosphamideやvincristine，抗血小板療法が有効との報告もあるが，死亡率は20～30％ともいわれている．近年，先天性TTP患者ではvon Willebrand factor-cleaving protease（vWF-CP）遺伝子の変異を認め，後天性TTP患者ではvWF-CPに対するIgG型阻害抗体が出現していることが明らかとなった．それによるvWF-CP活性低下が血小板凝集をひき起こすと推測されており，今後の病因解明および有効な治療法の確立が期待される．

参考文献

1）Mandan AM, et al：The frequency of thrombotic thrombocytopenic purpura in patients with systemic lupus erythematosus undergoing kidney biopsy. J Rheumatol 30：1227-1230, 2003

2）Vasoo S, et al：Thrombotic thrombocytopenic purpura in systemic lupus erythematosus：disease activity and the use of cytotoxic drugs. Lupus 11：443-450, 2002

全身性エリテマトーデス

難治性血小板減少および急性ループス肺臓炎を伴った全身性エリテマトーデスの一例

名切　裕[1]　松本俊治[2]

要旨：急激な血小板減少症を呈した長期経過の全身性エリテマトーデス（systemic lupus erythematosus：SLE）の症例．血小板減少は高度で治療抵抗性であり，急性呼吸不全を併発して死亡．剖検にて間質性肺炎，ニューモシスチス肺炎，肺胞出血が認められた．

症例：50歳，女性．
主訴：紫斑．
既往歴：特記事項なし．
家族歴：姉：心臓弁膜症．
現病歴：昭和47年，発熱，関節痛，蝶形紅斑，口腔内潰瘍が出現し，近医でSLEと診断されステロイドの投与が開始された．昭和57年より当科外来通院しており，昭和59年に無菌性髄膜炎で入院しprednisolone（PSL）40 mg/day投与にて軽快，PSL 30 mg/dayまで減量し退院となった．以後外来で徐々にPSL減量していったが，平成元年頃より蛋白尿，尿円柱出現し，PSL増量，平成4年よりmizoribineを併用した．その頃より血小板減少を認め，平成5年4月より血小板数1万/μl以下となり紫斑も出現してきたため，PSL 60 mg/dayへ増量し，平成5年5月27日に入院となった．

入院時現症：身長159.3 cm，体重59.6 kg，体温36.3℃，血圧102/62 mmHg，脈拍78/min・整，呼吸数16/min，意識清明，眼球眼瞼結膜充血，貧血や黄染なし，胸部心雑音や肺ラ音なし，腹部平坦で軟，圧痛なし，四肢に紫斑の多発

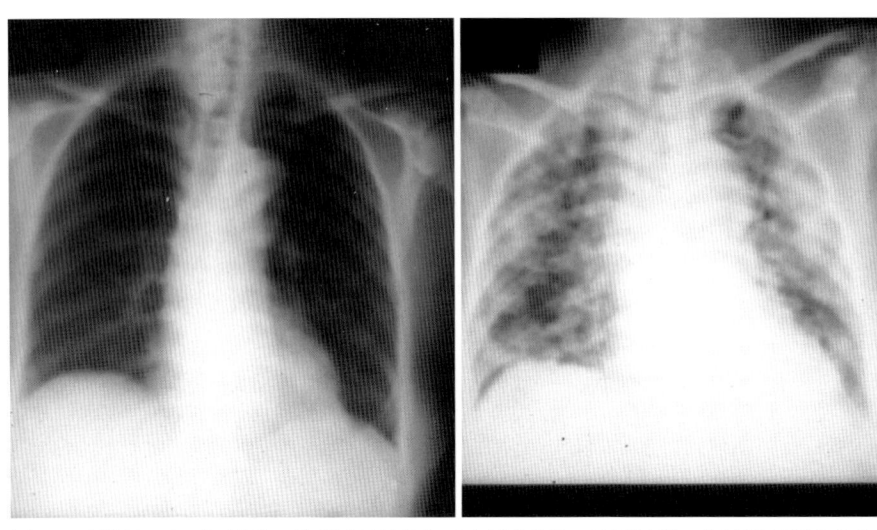

図1　入院時および死亡時の胸部X線写真：死亡時直前には両肺野の網状影が認められた．

1) 順天堂大学膠原病内科学講座　　2) 同　病理学講座第一

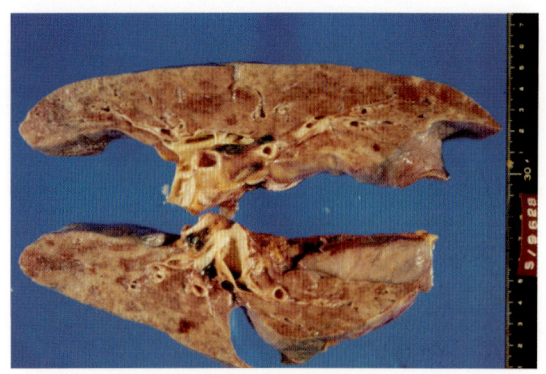

図2 肺の肉眼的所見：両側肺割面では黄色で一部に出血を認めた．

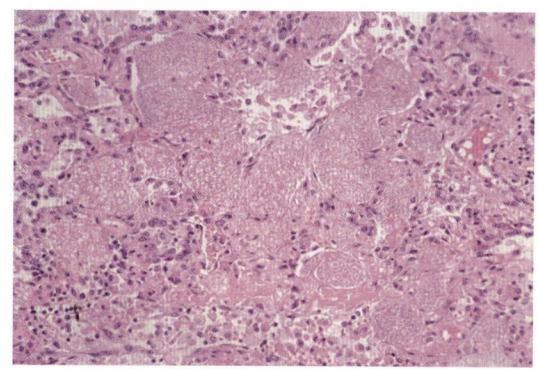

図4 肺のHE染色（弱拡大）：泡沫状の物質がびまん性に肺胞腔内に認められ，菌体が認められた．

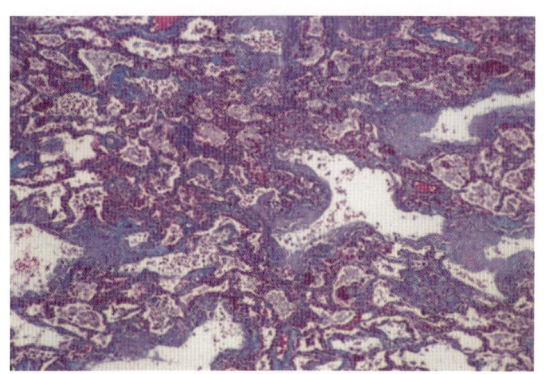

図3 肺のAzan染色（弱拡大）：肺全体の肺胞壁の肥厚および肺胞内に硝子膜の形成が認められ，肺胞間質は肥厚しリンパ球を主体とした炎症細胞浸潤および線維化を認めた．

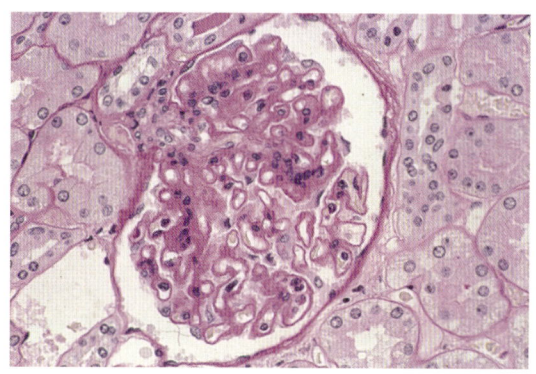

図5 腎のPAS染色（強拡大）：腎糸球体の多くに毛細血管壁のびまん性肥厚を認めた．

あり，神経学的所見は異常なし，表在リンパ節触知せず．

検査所見：赤血球数325万/l，ヘモグロビン9.8 g/dl と軽度貧血を示し，血小板数2000/μl と減少を認めた．CRP陰性で炎症所見は乏しく，生化学的には肝腎機能の異常は認められなかったが，尿検査にて蛋白尿2.5 g/dayおよび沈渣にて白血球多数認めた．細胞性円柱は認められなかった．血清C_3 36 mg/dl，C_4 8 mg/dl，CH_{50} 19.9単位と低補体血症が認められた．抗核抗体40倍（homogeneous, speckled type）で抗DNA抗体は陰性であった．また，platelet associated (PA) IgGが335.3 ng/10^7cells（正常値9.0〜25.0）と高値を示した．胸部X線上は心胸郭比52％で肺野に明らかな異常影は認められなかった（図1左）．

入院後経過：PSL 60 mg/dayで治療開始したが，血小板数は増加せず，6月1日よりPSL 100 mg/dayまで増量，また出血の危険性も高いと考えられたためガンマグロブリン大量療法（15 g×5日間）を施行した．また，6月11日より二重膜濾過法も平均週2回併用したが，一時的な増加のみで性器出血や下血も出現するようになった．7月20日からはcyclophosphamide 50 mg/dayおよび7月29日からdanazol（Bonzol®）100 mg/dayも併用．血小板数は6万/μl 前後まで上昇するようになった．しかし，9月6日頃より低酸素血症が徐々に進行し，胸部X線上，両肺野に網状影が出現するようになった（図1右）．血中LDH値も1500 IU/l 前後まで上昇してきたため間質性肺炎の急性増悪を考え，ステロイドパルス療法を施行したが，低酸素血症は進行し，平成5年10月6日呼吸不全で死亡した．

剖検所見：
1．間質性肺炎：両側肺は弾性硬で，割面では黄色で一部に出血を認めた（図2）．組織学的には肺全体の肺胞壁の肥厚および肺胞内に硝子膜の形成が認められ，肺胞間質は肥厚しリンパ球を主体とした炎症細胞浸潤および線維化を認めた（図3）．また，泡沫状の物質がびまん性に肺胞腔内に認められ，HE染色およびGrocott染色上 *Pneumocystis jirovecii* が認められた（図4）．
2．膜性ループス腎炎：腎糸球体の多くは毛細血管壁のびまん性肥厚を認め膜性腎症が認められた（図5）．一部，focal/segmentalに糸球体の硬化像やメサンギウム細胞の増殖およびwire-loop lesionを認めた．

死因：急性呼吸不全．

問題点：SLEでは難治性血小板減少を認めることがある．また急性呼吸不全の原因として感染症の他に急性ループス肺臓炎（間質性肺炎）や肺胞出血を鑑別する必要がある．

考察：SLEに合併する血小板減少は，自己免疫性血小板減少性紫斑病（autoimmune thrombocytopenic purpura：ATP）といわれ特発性血小板減少性紫斑病（idiopathic thrombocytopenic purpura：ITP）と区別されることがあり，ITPでみられる抗血小板抗体（platelet associated IgG：PAIgGも含む）による血小板破壊の亢進ばかりではなく，さまざまな要因が関与して複雑である．SLEの経過中15〜25％にみられ重症で治療を要するものは5〜10％とされている．本症例の場合は，薬剤性は否定的でありPAIgGも高値を示したことからITPに準じた治療を施行したが，血小板数増加は一過性であり治療抵抗性であった．このような治療抵抗性を呈するSLEにおける血小板減少に対する新しい治療法の確立は今後の課題であると考えられる．

また，本症例は，胸部X線上両肺野に網状影が出現するようになり，急性呼吸不全を併発した．一般的に急性ループス肺臓炎（間質性肺炎）の発生頻度は，SLE全症例の1〜3％前後の報告が多く，病理組織学的には肺胞炎，肺胞出血，硝子膜形成，間質浮腫が認められ，IgGやC_3，DNAなどの顆粒状の沈着による免疫複合体が病因に関与していると考えられている．本症例の場合も剖検組織学的所見上それに合致しており，本症例ではそれに加えて免疫抑制療法によるニューモシスチス肺炎および血小板減少によって影響されたと考えられる肺胞出血も併発した．

参考文献
1）加藤　淳：臨床研究の進歩　ITPの合併症（解説/特集）．日本臨牀61(4)：604-608, 2003
2）南木敏宏，他：血小板減少症とその治療（解説/特集）．リウマチ科25(3)：239-241, 2001
3）吉田秀雄：Respiration & Circulation膠原病肺　最近の知見（解説）．呼吸と循環51(5)：501-505, 2003

全身性エリテマトーデス

肺高血圧症の急性増悪を認めた全身性エリテマトーデスの一例

草生真規雄[1)]　松岡周二[2)]

要旨：全身性エリテマトーデス (systemic lupus erythematosus：SLE)，続発性肺高血圧症 (secondary pulmonary hypertension：secondary PH) の経過中に転倒，臥床を契機としてPHの増悪を認め，低酸素血症，ショック状態，多臓器不全を呈し死亡した症例．病理解剖で高度の右心系拡張，肺の一部に血栓の形成を認め，PHに肺血栓塞栓症が合併したことによる肺動脈圧の急激な上昇，うっ血性心不全が直接の死因と診断した．

症例：50歳，女性．
主訴：意識障害，呼吸困難．
既往歴：41歳：子宮内膜症．
家族歴：父：脳梗塞．
現病歴：平成2年2月に多関節炎，口腔潰瘍，抗核抗体陽性，抗DNA抗体陽性などからSLEと診断をうけた．汎血球減少，趾尖壊疽を認めており，prednisolone (PSL) 40 mg/dayより投与を開始．症状は安定し外来にてPSL 10 mg/dayまで漸減されていた．平成10年2月頃より胸部X線上心陰影の拡大を認め，心臓超音波にてPH（肺動脈圧推定50〜60 mmHg）を指摘されfurosemide 40 mg/dayの投与を開始されていた．
平成11年12月14日，階段で転倒したことを契機に自宅で寝たきりの状態となり，食欲不振が出現．その後，呼吸困難，意識状態の低下，ショック状態を呈したため12月20日に近医へ救急搬送．精査加療目的に当院へ緊急入院となった．
入院時現症：体温36.2℃，血圧104/80 mmHg，脈拍117/min・整，呼吸数22/min，意識傾眠，顔面軽度蒼白，左臀部に皮下出血あり (14 cm径)，眼球結膜黄染あり，充血なし，眼瞼結膜には貧血なし，胸部呼吸音正常，心に第II肺動脈音の亢進を認め，第IV音を聴取，腹部平坦・軟，四肢浮腫を認めず．
入院時検査所見：白血球数は1.63万/μlと好中球優位に増加，リンパ球は81/μlと著明に低下

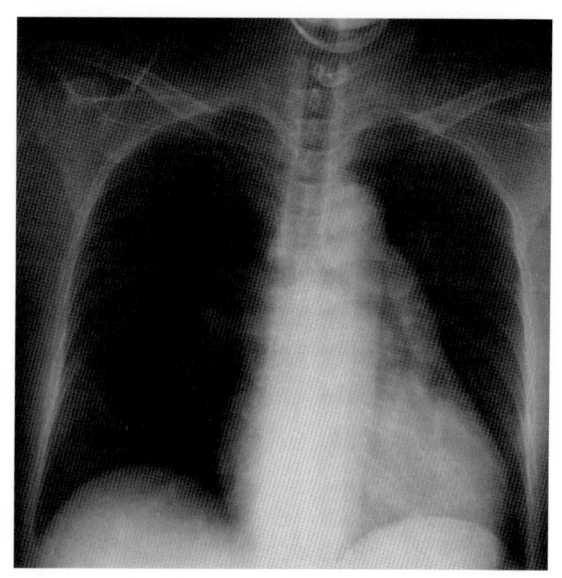

図1　入院時胸部X線写真：左第2弓の突出を認める．

していた．また，血小板数の減少 (7.7万/μl)，プロトロンビン時間の延長 (PT比5.70)，フィブリノーゲンの減少 (96.0 mg/dl)，FDPの著増 (298.3 μg/ml) と播種性血管内凝固症候群 (disseminated intravascular coagulation：DIC) の存在を示唆する所見を認めDICスコアは9点であった．さらに，GOT 3427 IU/l，GPT 1734 IU/l，総ビリルビン6.27 mg/dl，LDH 13815 IU/lと著明な肝障害を認めるとともにBUN 36 mg/dl，ク

---

1) 順天堂大学膠原病内科学講座　　2) 同　病理学講座第二

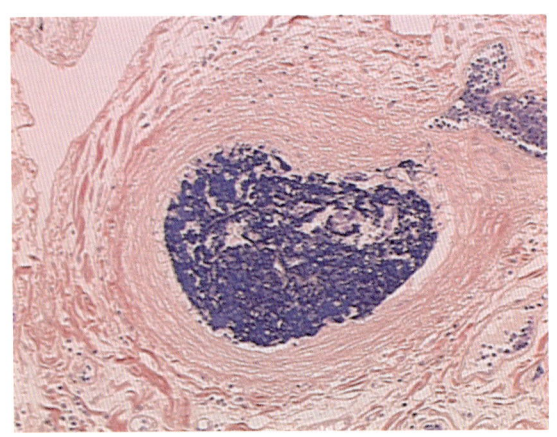

図2 肺のEVG染色：線維性肥厚と中膜の筋性肥厚で求心的に狭窄している肺動脈を認める．

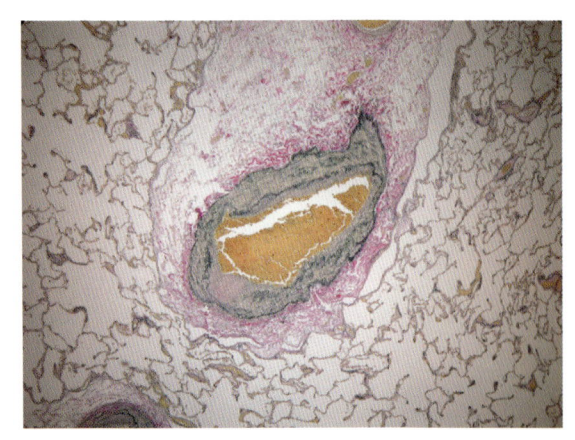

図3 肺のPAS染色：狭小化した肺血管内に血栓の形成を認める．

レアチニン 1.33 mg/dl と腎機能障害も認めた．心電図上では右室，右房負荷所見を認め，心臓超音波ではIV度の三尖弁閉鎖不全と右心系の著明な拡大を認め，推定右室収縮期圧は約 90 mmHg と上昇していた．胸部X線では左第2号の突出を認め（図1），PHの所見と合致すると考えられた．

入院後経過：急激に進行したPHの原因として肺血栓塞栓症の存在が疑われた．すでに近医にて右鎖骨下より挿入されていた中心静脈カテーテルよりSwan-Ganzカテーテルを挿入してurokinazeを投与し，血行動態の把握をしながら加療を行う方針としたが，全身状態が悪化．呼吸停止，心停止の状態となった．このため気管内挿管を施行し呼吸管理を行うとともに，epinephrinの投与を開始．同時にカテーテルを用いて心房内ペーシングを試みた．当初ペーシング可能であったものの血圧の上昇は認めず，次第にペーシングも不能となり心電図上心室細動が出現．電気的除細動による改善を試みたが加療に対する反応は乏しく，入院同日に死亡した．

剖検所見：

1．両肺動脈壁の高度の肥厚をびまん性に認める．EVG染色により線維性肥厚と中膜の筋性肥厚で求心的に狭窄している肺動脈を多数認める（図2）．肉眼的には肺血栓塞栓症を示す所見を認めなかったが，肺内に血栓をわずかに認め，一度形成された血栓がurokinazeなどの加療により溶解した可能性は否定できない．

2．心は高度の右室拡張および肥大を認め，肺性心の所見を呈する．

3．肝は高度にうっ血調で，にくずく肝様である．

4．腎は腫大し表面は暗赤色調を呈していて梗塞によると思われる陥凹も認められる．SLE特有の糸球体病変などは認められなかった．

死因：うっ血性心不全．

問題点：SLEを含め膠原病の加療経過中には続発性のPHの出現を認めることがある．原発性PH同様に進行性の経過をたどる傾向があり，留意が必要である．

考察：PHは肺動脈病変による前毛細血管性PHと肺静脈病変による後毛細血管性PHに大別される．膠原病性PHは間質性肺疾患に伴うものも散見するが，多くは肺動脈圧の上昇が顕著になる前毛細血管性PHである．膠原病に伴う肺循環の障害には免疫複合体の沈着，レイノー現象に類似する機序に起因する肺血管の収縮，凝固線溶系異常に起因する肺血管の微小血栓などがあげられるが，その病態の発症機序は原発性同様に解明されていない．しかし肺小動脈において内膜の線維性増殖および中膜筋層の肥大といった病理組織学的な所見を認め，その病態はPPHと類似すると推測される．膠原病におけるPHの合併は特に抗U1-RNP抗体陽性例に発症する傾向があり，混合性結合組織病（mixed connective tissue disease：MCTD）や全身性硬化症に多く，SLEにも1.5～6％程度で見受けられるとされる．原発性と同様に臨床経過は進行性で予後が悪いとされてい

るが，近年PHに対してPGI₂製剤epoprostenolやPGE₅阻害薬であるsildenafil citrate (Viagra®)，エンドセリン拮抗薬であるbosentanなどの効果が報告されており，膠原病性PHに対しても同様の効果が期待されている．

SLEの活動性と肺高血圧の活動性には関連がないという報告があるが，本症例でも補体の低下や抗DNA抗体価の上昇を認めず，SLEの活動性自体は安定していたと考えられた．また，経過中に末梢循環障害によると思われる趾尖壊疽を認めたが，抗U1-RNP抗体は陰性であり，抗リン脂質抗体の出現も認めなかった．本症は続発性肺高血圧症の経過中に急激な肺動脈圧上昇を認めたものであるが，転倒し臥床していた1週間ほどの間，摂食をしていなかったとのエピソードがあり，脱水や長時間の臥床による組織での血栓形成が進行したことが誘因となって肺血栓塞栓症を発症し，結果高度の肺高血圧症の進行，うっ血性心不全を認めるにいたった可能性がある．

参考文献

1) Sulica R, et al：Current medical treatment of pulmonary arterial hypertension. Mt Sinai J Med 71：103-114, 2004

2) Gonzalez-Lopez L, et al：Therapy with intermittent pulse cyclophosphamide for pulmonary hypertension associated with systemic lupus erythematosus. Lupus 13：105-112, 2004

3) 中村真潮：肺高血症と膠原病．臨床医 23：2070-2073, 2003

全身性エリテマトーデス

リステリア脳髄膜炎により死亡した全身性エリテマトーデスの一例

今　高之[1]　滝浦文明[2]

要旨：47歳，女性，全身性エリテマトーデス（systemic lupus erythematosus：SLE）の症例．発熱を主訴に入院，血液培養から Listeria monocytogenes が検出された．精神症状並びに髄膜刺激症状が出現，抗菌薬およびステロイドパルス療法を施行したが奏効せず．播種性血管内凝固症候群（disseminated intravascular coagulation：DIC）も併発し死亡した．剖検にてクモ膜下腔の静脈，脳実質内にグラム陽性桿菌が多数存在，リステリア脳髄膜炎が直接の死因と考えられた．

症例：47歳，女性．
主訴：発熱．
既往歴：46歳：甲状腺機能低下症．
家族歴：特記事項なし．
現病歴：平成2年8月に発熱，関節痛があり，血液検査より SLE と診断された．明らかな臓器病変はなく，prednisolone（PSL）25 mg/day より治療開始され軽快，PSL を 15 mg/day に減量し外来通院されていた．翌3年7月より当院外来に通院していたが，8月から39℃台の発熱をきたし，精査目的にて当院入院となった．

入院時現症：体温 39.5℃，血圧 130/80 mmHg，脈拍 90/分・整，意識清明，顔面蝶形紅斑を認める，胸部肺ラ音なし，心雑音なし，腹部平坦・軟，四肢浮腫なし，脱毛．

検査所見：白血球数は 6900/μl と上昇を認めず．ヘモグロビンは 9.6 g/dl と貧血を認めた．赤沈 51 mm/hr，CRP 18.8 mg/dl と炎症反応高値を認めた．GOT 137 IU/l，GPT 85 IU/l，γ-GTP 238 IU/l と肝機能障害あり，LDH も 1110 IU/l と著増していた．LE テスト陽性で補体価は 18.2 単位と低下していた．髄液所見は細胞数が 304/3 mm³（好中球92%，リンパ球6%），蛋白 345 mg/dl，グルコース 23 mg/dl．

入院後経過：入院時（8月6日）に行った血液培養から Listeria monocytogenes が認められたため，リステリア感染による敗血症と診断され，piperacillin（PIPC）4 g/day の投与を開始した．翌7日には精神症状が出現したが，髄膜刺激症状は認められなかった．8日午前9時ころからけいれん発作が出現．頭部 CT では前頭葉と側頭葉の萎縮，ならびに動脈硬化性の変化が認められていた．髄液検査より髄膜炎と診断され，PIPC 12 g，latamoxef（LMOX）4 g の投与を行った．血液検査上低補体価も認められ，中枢神経性ループスも否定できないため methylprednisolone 1 g/day も併用投与された．解熱傾向を認めたが髄液中の細胞数は増加し，出血傾向もともない，DIC も疑われる状態となったため，gabexate mesilate 500 mg/day 投与開始．10日より呼吸抑制が認められ気管内挿管，昇圧薬併用するも全身状態改善せず，翌11日心停止．蘇生に反応せず死亡した．

剖検所見：
1．脳表面は混濁し，出血巣が散在している（図1）．軟膜の静脈には全体に中等度のうっ血が存在し，静脈炎による循環障害が考えられる．クモ膜下腔のうっ血している静脈には，リステリアと思われるグラム陽性の桿菌が多数存在し，脳実質内にも多数浸潤している（図2）．脳全体の髄質が浮腫性変化をきたしており，髄鞘の脱落も伴っている．
2．脊髄に軽度の髄膜炎が存在する．髄液には

1）順天堂大学膠原病内科学講座　　2）同　病理学講座第二

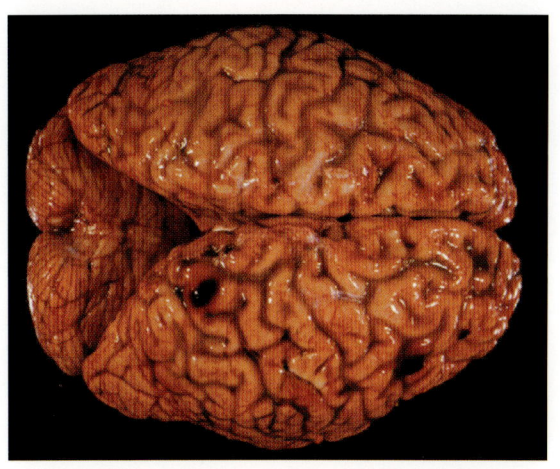

図1 脳のマクロ像：表面は全体的に混濁し，数ヵ所に血腫のような出血斑が認められる．

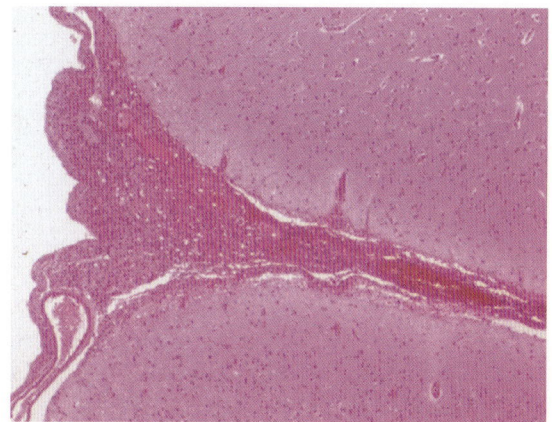

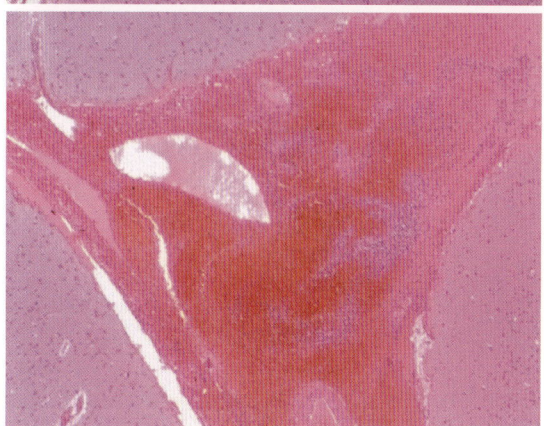

図2 クモ膜下腔の病理像（HE染色，弱拡大）：静脈のうっ血と血管周囲出血がみられる．単核球と好中球，一部ではマクロファージの浸潤をともなっている．静脈内にはグラム陽性の短桿菌が多数存在し，脳実質内にも多数浸潤している．

異型リンパ球が存在する．
　3．肝臓は脂肪肝を呈しており，全体にリステリアによると思われる粟粒性壊死巣が散在している．左葉表面に径2 cm の凝固壊死巣が存在する．リステリアは存在しない．壊死巣にはT細胞が集簇している．
　4．腎：メサンギウム細胞・基質が増生し，メサンギウム増殖性ループス腎炎を呈している．
　死因：リステリア脳髄膜炎．
　問題点：膠原病疾患患者において一般的な治療であるステロイド，免疫抑制薬は易感染状態を伴い，当症例のように電撃的な経過で死に至る場合もあるため，日常診療でも注意が必要である．
　考察：Listeria monocytogenes は無芽胞のグラム陽性短桿菌で，微好気性の通性嫌気性菌である．土壌・植物・乳製品・食肉などに広く存在し，動植物を介してヒトに感染する．人畜共通伝染病の原因菌である．主症状は発熱・筋肉痛であり，消化器症状（嘔吐，下痢など）を伴うこともある．頭痛やけいれんを起こし，髄膜炎・敗血症へ移行することもある．妊婦から胎児への垂直感染による流死産や胎児敗血症（周産期リステリア症），免疫低下状態（ステロイドや免疫抑制薬の投与・悪性腫瘍・白血病・高齢者など）の患者への感染で重篤な病態をきたすことがあり，一種の日和見感染症といえる．潜伏期間は24時間から3日以上，平均して3週間程度と幅があり，集団発生の場合も発症時期が一致しないため，原因食品の特定が困難であるとされる．治療には，第一選択薬としてペニシリン系とくにampicillin が有効とされる．これにアミノ配糖体やニューキノロンの併用投与が効果的であり，セフェム系薬剤は有効性が低い．
　膠原病疾患では特にSLEとの合併例が多く見られる．免疫抑制療法との関与が考えられているが，未治療SLEへの合併の報告もあり，SLEによる細胞性免疫の低下が発症要因の一端を担っている可能性も指摘されている．ステロイドや免疫抑制薬を内服中の患者は免疫抑制状態にあり，感染に留意が必要である．リステリア菌では経口摂取で感染を引き起こすこともあり，重篤な状態に至る可能性もあるため，入院患者のみならず外来通院患

者に対しても，感染予防の指導を徹底する必要があると考えられる．

参考文献

1) Takano M : A case of untreated systemic lupus erythematosus presenting with listerial meningitis. Rinsyo Sinkeigaku 41 : 588-591, 2004

2) Stepanovic S, et al : Meropenem therapy failure in Listeria monocytogenes infection. Eur J Clin Microbiol Infect Dis 23 : 484-486, 2004

全身性エリテマトーデス

直腸膀胱瘻を生じた全身性エリテマトーデスの一例

秋元智博[1]　廣瀬幸子[2]

> 要旨：症例は44歳女性，全身性エリテマトーデス（systemic lupus erythematosus：SLE）の症例．外来通院中に，肺炎および敗血症のため入院，膀胱腸瘻を生じ一時軽快したが，再度敗血症を併発し死亡した．剖検では直腸膀胱瘻および全身のカンジダ感染症が認められた．

症例：44歳，女性．
主訴：呼吸困難，腹痛．
既往歴：34歳：子宮頸癌（拡大子宮全摘兼両付属器切除術）．
家族歴：母：肝硬変（成因不明）．
現病歴：昭和59年，多関節炎が出現，昭和61年9月（30歳時），多関節炎，蝶形紅斑，発熱を認め近医入院．抗核抗体，抗DNA抗体陽性からSLEと診断され，ステロイド投与を開始された．その後，抑うつと躁を繰り返すようになり平成元年2月に転医．原発性精神病の診断により抗うつ薬，向精神薬で加療されていた．SLEはbetamethasone 1.2 mg/dayで安定していた．平成12年12月初めより嘔気と食欲不振を訴え，11日になり呼吸苦を伴うため外来を受診．肺炎による呼吸不全を認め，同日入院となった．
入院時現症：体温38.9℃，血圧100/50 mmHg，脈拍98/分・整，呼吸数24/分，意識：清明，顔色：軽度蒼白，皮膚：右大腿に膿を伴う皮膚潰瘍，眼球結膜：黄染なし，眼瞼結膜：貧血なし，胸部：右肺に湿性ラ音を聴取，心：雑音なし，腹部：左下腹部に軽度圧痛を認める．
入院時検査所見：白血球数1.24万/μl，ヘモグロビン13.9 g/dl，血小板数19.2万/μlと著明な好中球増多を認め，血液像では左方移動，中毒顆粒を認めた．リンパ球は11.5%と正常であった．CRP 19.6 mg/dl，赤沈46 mm/hrと炎症反応著明であった．肝機能は正常で，γ-GTP 170 U/l，LDH 491 IU/l，BUN 12 mg/dl，クレアチニン1.73 mg/dl，尿酸7.4 mg/dlと，胆道系酵素の上昇と軽度腎機能障害を認めた．尿検査では，軽度尿蛋白陽性以外は特記すべき異常を認めなかった．抗核抗体160倍（homogenous, speckled type），抗DNA抗体（RIA法）40.7 IU/mlと高値で，CH_{50} 23単位，C_3 114 mg/dl，C_4 12 mg/dlと補体の軽度低下を認めた．ループスアンチコアグラント1.22，抗カルジオリピンIgG 3.5 U/mlと抗リン脂質抗体陽性を認めたが，SLEの活動性にかかわる検査値は入院前と大きな変化は認めなかった．胸部X線で右肺に肺炎像を認めた．
入院後経過：入院後ショック状態となり低酸素血症も進行し，人工呼吸器管理下で抗菌薬投与を行った．当初は肺炎と右下肢の皮膚潰瘍部の膿瘍による敗血症と考えられたが，それらの改善後も炎症反応上昇が遷延した．平成13年1月3日，尿中に便の混入がみられ，膀胱結腸瘻を生じたと考えられた．同時期より炎症反応の改善をみており，膀胱に接した部位の膿瘍が瘻孔の開放とともに排膿されたと思われた．この時の骨盤CT（図1）は直腸の壁の断裂と膀胱との癒着がみられた．大腸内視鏡などの施行，手術による閉鎖は全身状態不良のため施行できず，内科的に加療を続けたが感染を繰り返し，全身状態が悪化．再発した敗血症により平成13年5月6日死亡した．

---

1) 順天堂大学膠原病内科学講座　2) 同　病理学講座第二

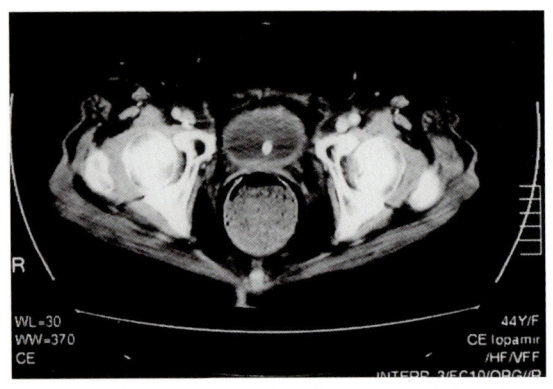

図1 骨盤CT：子宮全摘出後のため，膀胱に接する直腸壁が失われ膀胱と直接癒着している．

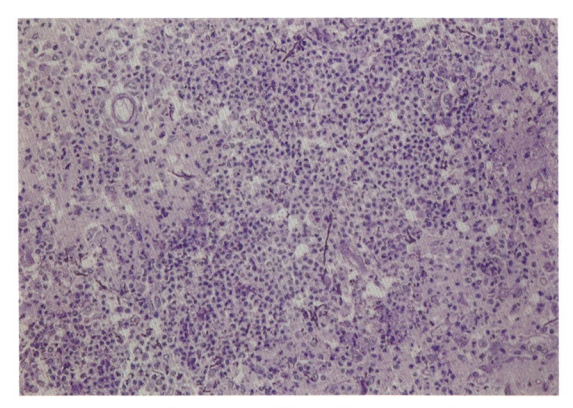

図3 脳膿瘍部分の顕微鏡所見：PAS染色の強拡大像．好中球，単核球の浸潤に線状のカンジダがみられる．

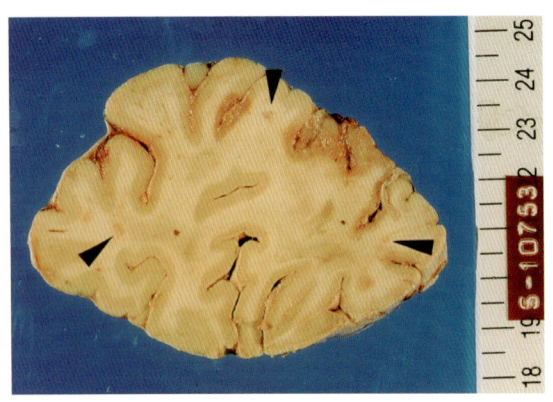

図2 脳のマクロ所見：固定後脳の切断面．黒色矢頭により示すように小膿瘍が散在する．

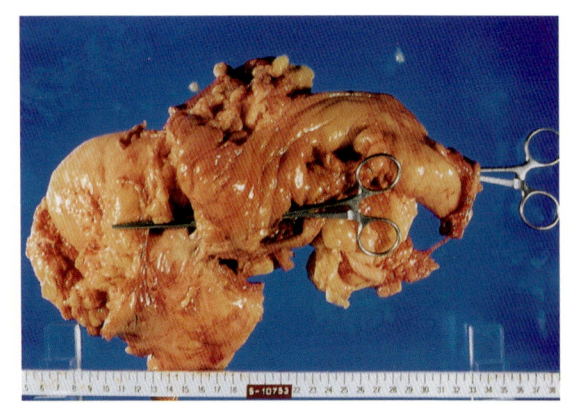

図4 摘出された直腸と膀胱：直腸と膀胱が一塊となって癒着している．瘻孔がみられ，直腸側から膀胱側に向けて鉗子を挿入し，瘻孔の位置を示す．

剖検所見：

1．敗血症および全身カンジダ症：脳を含めた全身多臓器にわたり好中球浸潤のある膿瘍とカンジダ感染を血管内にも認める（図2，3）．右側では出血およびうっ血腫大が著明であり，組織学的にはリンパ球，好中球浸潤が強く散在性に膿瘍とカンジダが認められる．PAS染色では局所的に糸球体の硬化を認め，一部の糸球体ではメサンギウム細胞と基質の中等度増殖を認める．

2．直腸膀胱瘻（図4）：膀胱は肉眼的に組織がもろく，組織学的には粘膜が剝脱し組織の線維化が認められる．

死因：腎不全，敗血症．

考察：直腸潰瘍やその穿孔はSLEのまれな合併症として知られる．成因として，血管炎，血栓症，サイトメガロウイルス（CMV）感染などが指摘されている．本症例では瘢痕化が強く組織学的に有意の所見を得られていないが，CMV感染，SLE活動性の悪化はなく，抗リン脂質抗体陽性から血栓症が成因として推測された．

SLEの直腸潰瘍は初期に発熱，腹痛，食欲不振，便秘，下痢などの非特異的な消化器症状のみみられ，下血によりはじめて気づかれることも少なくない．しばしば巨大潰瘍を生じ，穿孔により後腹膜膿瘍，骨盤腔膿瘍，腹膜炎を併発する．治療は，原疾患による場合には外科的切除や，大量〜中等量ステロイド療法，免疫抑制薬の投与などがなされる．出血性ショックなどで全身状態が悪化し，外科的治療がすみやかに行われなかっ

た場合は予後不良であるが，本症例では肺炎，敗血症の合併など全身状態が不良であり侵襲的な検査や手術が不可能であった．

参考文献

1) Yuasa S, et al：A case of systemic lupus erythematosus presenting with rectal ulcers as the initial clinical manifestation of disease. Clin Exp Rheumatol 20(3)：407-410, 2002

2) 豊田尚之，他：骨盤内出血に対する塞栓術の1例　全身性エリテマトーデスによる直腸潰瘍穿孔術後例．画像診断 18：1082-1085，1998

3) Amit G, et al：Rectal ulcers：a rare gastrointestinal manifestation of systemic lupus erythematosus. J Clin Gastroenterol 29(2)：200-202, 1999

全身性エリテマトーデス

全身性および中枢神経血管炎を認めた抗リン脂質抗体症候群合併全身性エリテマトーデスの一例

小林茂人[1]　松本俊治[2]

要旨：症例は，全身性エリテマトーデス（systemic lupus erythematosus：SLE）に抗リン脂質抗体症候群（antiphospholipid syndrome：APS）を合併した60歳の女性で意識障害のため入院．慢性硬膜下血腫を認め手術を施行したが術後に脳梗塞を再発，その後に播種性血管内凝固症候群（disseminated intravascular coagulation：DIC）を併発し死亡した．剖検では全身および脳に壊死性血管炎が認められた．

症例：60歳，女性．
主訴：呼吸困難，意識障害．
既往歴：特記事項なし．
家族歴：特記事項なし．
現病歴：48歳時に蝶形紅斑，光線過敏症，多発関節炎，抗二本鎖DNA抗体陽性などから他院にてSLEと診断され治療を受けていた．その後，経過中，眼底出血，深部静脈血栓症，網状皮斑，両下肢の皮膚潰瘍を認めている．昭和59年に多発性脳梗塞による右不全麻痺の出現を認めている．平成4年6月中旬，呼吸困難，変動する意識障害のため当院に転院となった．
入院時現症：Japan Coma Scale（JCS）で10の意識障害および右不全麻痺を認めた．両側胸部に湿性ラ音を聴取し，両下腿に網状皮斑，皮膚潰瘍，浮腫を認めた．
入院時検査所見：血液検査では，白血球数1.24万/mm^3，血小板数6.7万/mm^{3}と減少，また活性部分トロンボプラスチン時間（APTT）120秒以上と延長を認めた．フィブリノーゲン84 mg/dl（基準値：200-400），fibrinogen degeneration product（FDP）20 μg/ml（<10），アンチトロンビンIII 45%（77-100），抗核抗体160倍（homogeneous type），抗DNA抗体3.7 IU/ml（<7），ループスアンチコアグラント陽性（カオリン凝集反応），抗β_2GP1カルジオリピン抗体陽性．抗U1-RNP抗体，抗SS-A抗体はともに陰性．脳脊髄液検査：髄圧正常，細胞数30/mm^3（リンパ球優位），蛋白284 mg/dl，糖56 mg/dl．胸部X線では心拡大と肺うっ血を認めた．また頭部CT上左慢性硬膜下血腫を認めた．
入院後経過：7月初旬左硬膜下血腫除去術を施行．7月中旬に左不全麻痺から突然四肢の完全麻痺，意識障害の悪化（JCS 200），血圧の低下が認められた．頭部CT上新たな被殻・内包を中心とする多発脳梗塞所見が認められた．SLE, APS, DICと診断．prednisolone 80 mg/day，aspirin 80 mg/day，heparin 1万単位/day，gebexate mesilate 800 mg/dayなどによる集中治療を行ったが，8月初旬に多臓器不全のため死亡した．
剖検所見：剖検上，肉眼的には新旧混在した脳梗塞が認められ，右被殻，左内包に新しい梗塞巣を認めた．新鮮な多発性梗塞病変は脳底動脈，肺動脈，冠動脈左回旋枝にも認められた．肺水腫，両側胸水，腹水，胃の出血性びらんを認めた．顕微鏡的には，DICおよび結節性多発性血管炎型の全身および脳の壊死性血管炎を認めた（図1〜3）．心には結節性多発動脈炎（polyarteritis nodosa：PN）型血管炎や小血管の血栓所見またその混在する多発性心筋梗塞所見を認めた．
死因：DICによる多臓器不全．
問題点：意識障害の原因について鑑別診断．

1）順天堂大学膠原病内科学講座　2）同　病理学講座第一

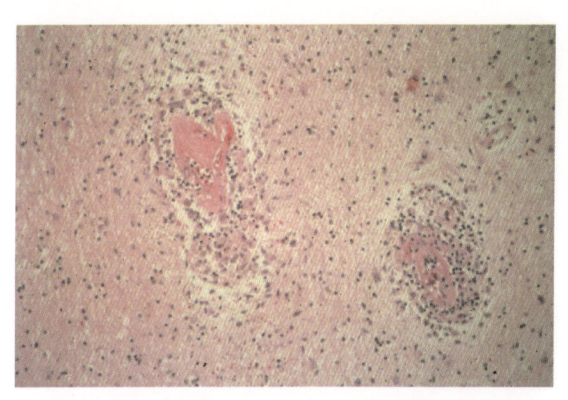

図1 脳の小血管：フィブリノイド壊死を伴う壊死性血管炎が認められる．

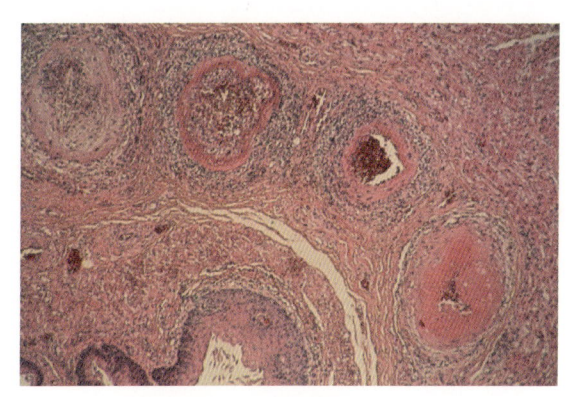

図2 子宮頸部の小〜中型動脈：フィブリノイド壊死および血栓形成を伴う壊死性動脈炎を認め，著明な内膜の肥厚，血栓形成に伴う内膜の狭窄，閉塞もみられる．

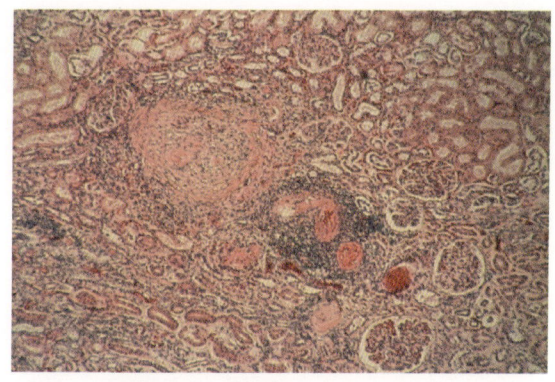

図3 腎臓の小〜中型動脈：フィブリノイド壊死を伴う壊死性動脈炎を認め，血栓形成に伴う内腔の閉塞も中型動脈にみられる．

考察：本症例はAPSに起因すると思われる多発性脳梗塞が存在し，左慢性硬膜下血腫による意識障害が存在した．その後DICを併発し，剖検所見ではPN様の壊死性血管炎を認めた．意識障害の鑑別としては，①明らかな血管炎やAPSに起因しないCNSループス，②細菌，真菌，ウイルスによるなどの感染症に起因する脳髄膜炎，③脳血管障害（多発性脳梗塞，慢性硬膜下血腫など），④多発性硬化症などがあげられる．SLEでは血管炎は10〜20%に合併し，皮膚，腎の小血管や毛細血管に認められることが多く，PN様血管炎が脳に認められることは比較的まれである．明らかな血管炎はCNSループス症例の4〜12%と報告されている．本症例ではAPSによる血栓症，さらにDICも併発しており，血管炎や梗塞による血管障害など複数の病態が関与していたと考えられる．

文 献

1) Tanaka M, et al：Disseminated intravascular coagulation in a patient with systemic lupus erythematous with lupus anticoagulant. Int Med 32：513-517, 1993

2) 橋本博史：膠原病はどこまで治せるか．日内誌 85：1911-1923, 1996

3) College of Rheumatology nomenclature and case definitions for neuropsychiatric lupus syndromes. Arthritis Rheum 42：599-608, 1999

全身性エリテマトーデス

高齢で発症した全身性エリテマトーデスの一例

金田和彦[1]　脇屋　緑[2]

要旨：症例は81歳，女性．75歳で発症した全身性エリテマトーデス（systemic lupus erythematosus：SLE）で，再燃時に活動性のループス腎炎を認めた．大量下血から播種性血管内凝固症候群（disseminated intravascular coagulation：DIC）を併発して死亡した．剖検では，腸管膜動脈血栓症による小腸梗塞が認められた．高齢発症のSLEはまれではあるが報告されており，高齢者でも鑑別診断にあげる必要がある．

症例：81歳，女性．
主訴：下血．
既往歴：27歳：肋膜炎，29歳：胆石症，74歳：胸腰骨骨折，78歳：心筋梗塞（PTCA施行）
家族歴：特記事項なし．
現病歴：平成8年（75歳時）両手指のこわばり，関節炎が出現．抗核抗体，抗二本鎖DNA抗体陽性，白血球減少よりSLEと診断され，prednisolone（PSL）10 mg/dayの投与が開始された．平成11年に心筋梗塞を発症，抗リン脂質抗体は陰性で，PTCA施行後よりwarfarinによる抗凝固療法が行われていた．その後PSL 5 mg/dayまで減量されたが平成13年5月，胸膜炎および腎症を認め当院入院となった．血清補体価は低値（CH_{50} 9.9単位），抗二本鎖DNA抗体高値（160.8 IU/ml）を認めたため，PSLを30 mg/dayに増量したところ腎症，胸膜炎は改善しPSL 15 mg/dayまで減量し退院となった．平成14年4月，脳梗塞を発症し，他院入院にてリハビリテーションを行っていたが，その間尿蛋白の増加傾向を認めていた．平成15年2月17日未明，突然の下血，血圧低下があり同日当科に緊急入院となった．
入院時現症：体温36.5℃，血圧124 mmHg（触診），脈拍112/min・整，呼吸数26/分，意識清明（Japan Coma Scale：I-1），眼瞼結膜に貧血を認め，眼球結膜に黄疸なし．皮疹なし．胸部に収縮期心雑音軽度聴取，肺雑音なし．腹部平坦・軟，下腿浮腫を認める．
検査所見：白血球数9400/μl，ヘモグロビン7.2 g/dlと貧血を呈し，CRP 0.9 mg/dl，赤沈18 mm/hr，肝機能正常，BUN 37 mg/dl，血清クレアチニン1.56 mg/dlと腎機能障害を認めた．尿所見では尿蛋白6.8 g/日でネフローゼ症候群を呈していたが，細胞性円柱は認められなかった．抗核抗体は40倍（homogenous, speckled type），抗DNA抗体（RIA法）4.1 IU/ml，C_3 45 mg/dl，C_4 4 mg/dl，CH_{50} 16.9単位と低補体価を認めた．APTTは31.9秒（対照35.0秒）と正常で，抗カルジオリピン抗体陰性，抗β_2GP1カルジオリピン抗体も陰性であった．warfarin投与中であり，PT（INR）は2.22であった．
入院後経過：出血性ショックに対し前医より輸血が開始されていたが，その後再び下血を認め，ヘモグロビン5.8 g/dlまで低下した．warfarinを低分子heparinに変更したが中止した．また，CRPが12.4 mg/dlと上昇，胸部X線において肺炎が疑われ，抗菌薬の投与を開始した．入院3日目意識レベルの急激な低下と右側への共同偏視認めたため頭部CT検査を緊急に施行するも出血や新たな梗塞巣は認められず，血管内脱水と抗凝固療法中止による再梗塞が考えられ，頭蓋内浮腫治療薬，脳保護薬（フリーラジカルスカベンジャー）を投与し脳浮腫予防を開始した．その後，胸部X線上肺うっ血の所見を認め呼吸状態も悪化した．

1) 順天堂大学膠原病内科学講座　　2) 同　病理学講座第二

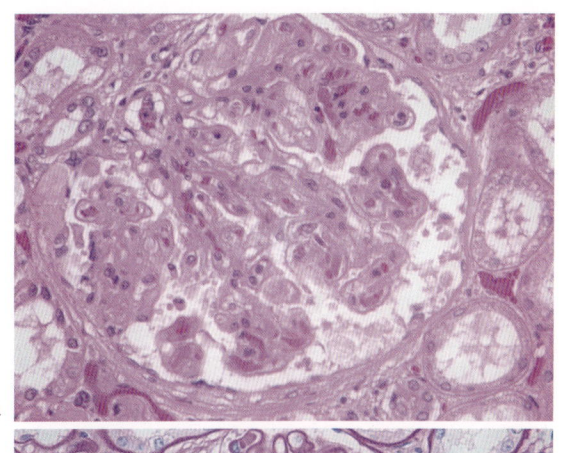

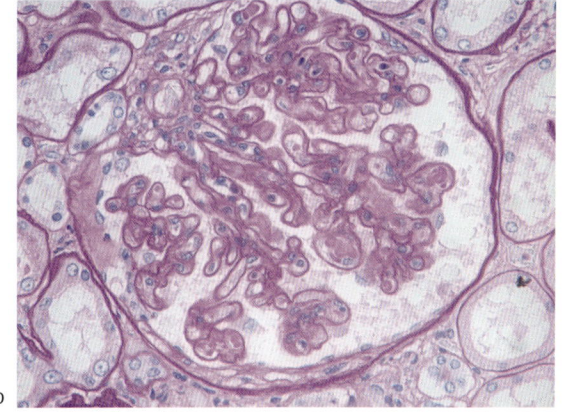

図1　a：腎糸球体 HE 染色，強拡大
　　　b：腎糸球体 PAS 染色，強拡大
　　腎糸球体はメサンギウムの軽度増加と係蹄壁の
　　軽度肥厚を認める．軽度の間質性腎炎を伴う．

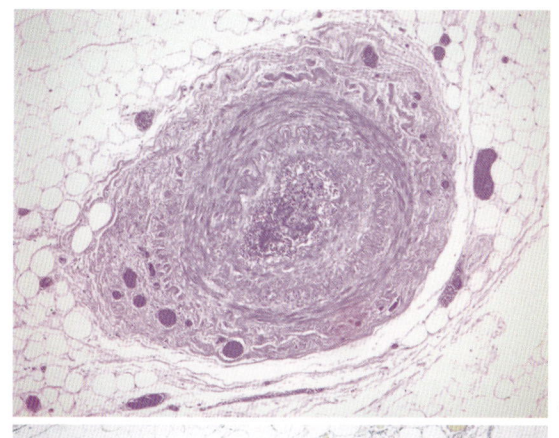

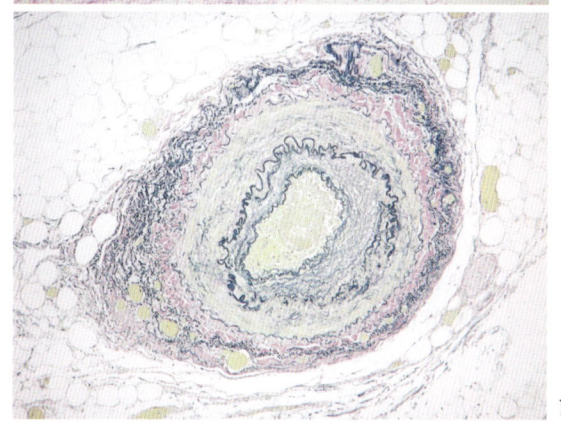

図2　a：腸間膜動脈 HE 染色，強拡大
　　　b：腸間膜動脈 EVG 染色，強拡大
　　腸間膜動脈血管内膜の肥厚がみられる．血管内
　　腔には血栓が認められる．

低蛋白，低アルブミン血症により全身浮腫が著明で，アルブミン製剤および利尿薬投与をするも反応はきわめて悪く，尿量は入院4日目より急激に低下していった．さらに血小板も減少し播種性血管内凝固症候群（disseminated intravascular coagulation：DIC）を認め，タンパク分解酵素阻害薬を開始したが，血圧も徐々に低下し，2月23日死亡した．

剖検所見：
　1．腎：肉眼的所見では両腎実質は萎縮し，皮質には径1ミリ大までの囊胞が多発していた．組織学的には，糸球体がメサンギウムの軽度増加（図1a）と係蹄壁の肥厚（図1b）を認め，WHO分類Ⅲ型（巣状ループス腎炎）に分類された．
　2．腸管：腸管膜動脈は内弾性板の外周の血管内膜が線維性に肥厚している所見が顕著で，高度の血栓症が認められた（図2aおよび図2b）．ま

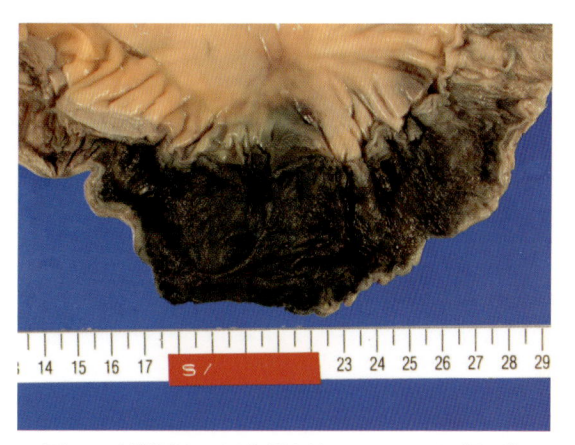

図3　小腸梗塞：回盲部上流14-8 cmの回腸に楔形の梗塞を伴う．腸管膜動脈血栓症による．この病変が下血の原因と考えられた．

た，回盲部上流14-8 cm には腸管膜動脈血栓症によると考えられる楔形の梗塞が認められ，下血の原因と考えられた（図3）．

3．その他：肝類洞および腎糸球体内にフィブリン血栓が多発し，DIC に合致した所見であった．全身動脈硬化症，冠動脈最大30％までの狭窄を伴う石灰化の高度な粥状硬化，陳旧性心筋梗塞，両線維性胸膜炎などが認められた．

死因：DIC による多臓器不全．

問題点：下血の原因，高齢発症で腎などの臓器病変の状態．

考察：本症例は75歳という高齢で発症したSLE で，78歳と80歳時にループス腎炎の再燃を認めた．一般的には高齢発症のSLE では胸膜炎などが多く，腎症や中枢神経症状など重篤な病態をきたすことは少ないとされているが，本症例では活動性の腎症を認めた．全身性に動脈硬化が認められたが，特に腸管膜動脈は血管内膜の肥厚が認められ，血管炎の関与も考えられた．抗リン脂質抗体は経過を通じて陰性であったが，心筋梗塞の既往があり腰椎圧迫骨折が認められていた．高齢発症SLE治療では，骨粗鬆症や動脈硬化性疾患の既往，また易感染性などで大量ステロイド薬や免疫抑制薬の併用に関して躊躇される場合も多いと考えられる．

高齢発症SLE は，頻度は少ないが報告が散見されることから，高齢者においても鑑別診断にあげる必要があると考えられる．

参考文献

1) Voulgari PV, et al : Gender and age differences in systemic lupus erythematosus. A study of 489 Greek patients with a review of the literature. Lupus 11 : 722-729, 2002

2) Wallace DJ : Active idiopathic systemic lupus erythematosus in a 90-year-old woman requiring corticosteroid therapy. J Rheumatol 18 : 1611-2, 1991

3) Hashimoto H, et al : Difference in clinical immunological findings of systemic lupus erythematosus related to age. J Rheumatol 14 : 497-501, 1987

全身性硬化症

ANCA 関連血管炎を合併した全身性硬化症の一例

小笠原倫大[1]　高瀬　優[2]

要旨：61歳女性，全身性硬化症（systemic sclerosis：SSc）の症例．間質性肺炎を認めていたが，10年以上症状は安定していた．上気道感染を契機に間質性肺炎の増悪と肺水腫がみられ入院，急性の腎機能障害も認められた．抗好中球細胞質抗体（anti-neutrophil cytoplasmic antibody to myeloperoxidase：MPO-ANCA）が陽性であり，ANCA関連血管炎が急速進行性の病態形成に深く関与していると考えられた．

症例：61歳，女性．
主訴：呼吸困難．
既往歴：14歳：虫垂炎手術．
家族歴：母：糖尿病．
現病歴：昭和45年頃よりレイノー現象出現．平成元年レイノー現象，関節痛，手指硬化，抗Scl-70抗体陽性よりSScと診断．間質性肺炎を合併し緩徐に増悪傾向にあったが自覚症状はなく，日常生活上支障ないため経過観察されていた．平成2年9月から平成11年3月末まで約9年間D-penicillamineを投与されていた．平成12年8月16日発熱のため外来受診したが，胸部X線上変化なく上気道炎と診断され，抗菌薬投与にて軽快したが，9月2日突然呼吸困難出現し当院救急外来受診，胸部X線にて間質性肺炎の増悪，心拡大，胸水貯留を認め（図1），精査加療目的で緊急入院となった．

入院時現症：体温36.0℃，血圧180/90 mmHg，脈拍110/min・整，呼吸数30/min，Japan Coma Scale-20，顔色軽度蒼白，眼球結膜充血・黄染なし，眼瞼結膜貧血なし，胸部両下肺野にVelcroラ音聴取，心に収縮期雑音ありII/VI，腹部平坦・軟，両手のレイノー現象，両手指の皮膚硬化，下肢浮腫あり，神経学的異常所見は認めず．

入院時検査所見：動脈血ガス分析では，pH 7.218，PO_2 35.1 mmHg，PCO_2 50.2 mmHg，HCO_3 19.7 mm/l，酸素飽和度55.4％と著明な低

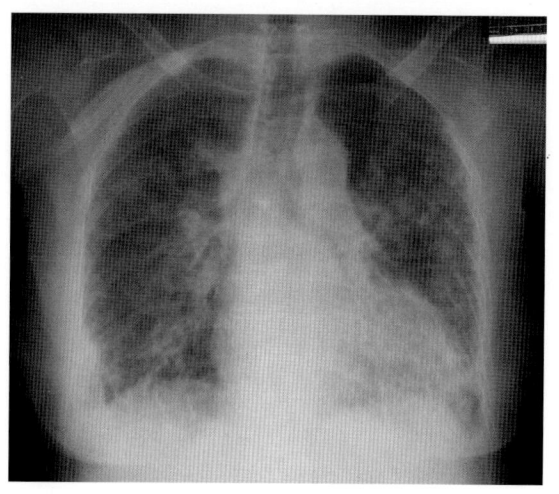

図1　入院時胸部X線

酸素血症と混合性アシドーシスを認めた．白血球数は2.28万/μl（好中球2.04万/μl，リンパ球1368/μl），CRP 2.6 mg/dl，ESR 112 mm/hrと炎症を認めた．BUN 59 mg/dl，血清クレアチニン5.16 mg/dl（外来通院時0.8 mg/dl）と上昇し，尿所見では尿蛋白618 mg/dl，赤血球多数，白血球多数，顆粒円柱陽性で腎機能障害を認めた．MPO-ANCAは319（正常値<20）EUと高値を認めた．凝固検査においてはFDPが36.9 μg/ml，FDP-Dダイマー12.8 ug/mlと上昇を認めた．抗核抗体は160倍（homogenous, spekled type）で，抗Scl-70抗体は陽性であった．血漿レ

1) 順天堂大学膠原病内科学講座　2) 同　病理学講座第一

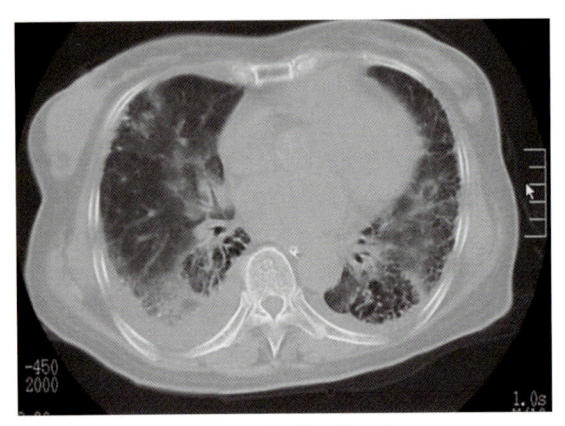

図2　入院時胸部CT

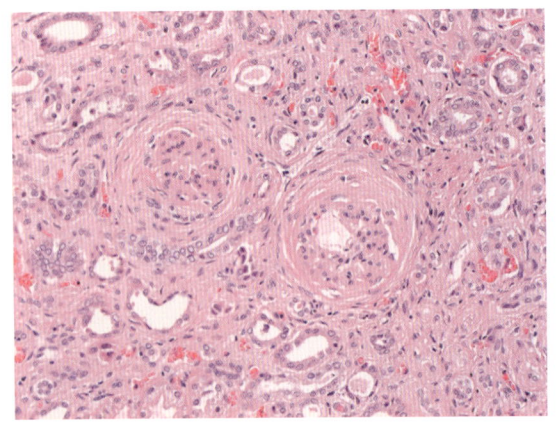

図3　腎のHE染色（×200）：糸球体に細胞線維性半月体を認める．

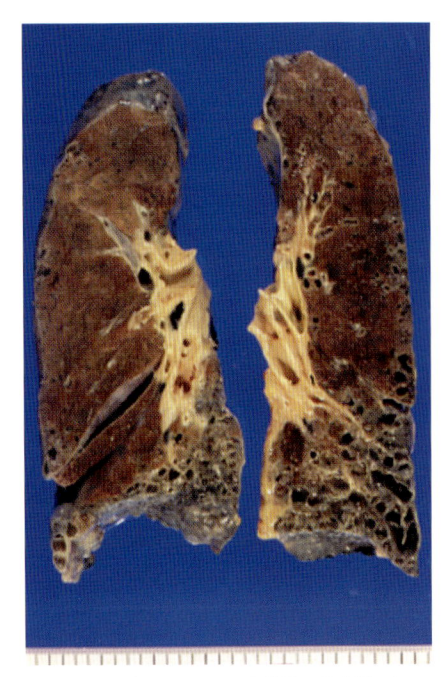

図4　肺のマクロ：両側とも著しく収縮していて，特に両側下葉に強い．下葉を中心に最大2cm径までの囊胞様の腔を多数認め，いわゆる蜂巣肺（honey-comb lung）が形成されている．

ニン活性は1.1 ng/ml/hr（正常値：0.3～2.9），アルドステロンは130 pg/ml（正常値：36.7～240）と正常範囲であった．血清KL-6は505 U/ml（正常値＜500）であり，胸部CT検査において両肺の中下葉を中心に線維化と胸水貯留を認めた（図2）．

　入院後経過：ANCA関連血管炎に伴う間質性肺炎と，腎機能の急性増悪に肺水腫が併発したための急性呼吸不全症状と考え，ただちに人工呼吸管理としステロイドセミパルス療法（methylprednisolone 500 mg/day 3日間），利尿薬による治療を開始した．低蛋白血症と腎機能障害は持続していたが呼吸状態は軽快傾向を示し，prednisolone (PSL) 45 mg/dayの後療法の後42.5 mg/dayまで減量し人工呼吸器から離脱した．しかし10月13日より再び全身の浮腫の増加と間質性陰影の増悪を認め，ステロイドセミパルス療法を追加施行したが呼吸状態が悪化したため再度挿管し，ステロイドパルス療法を追加施行，PSL 60 mg/dayにて後療法を行った．その後X線所見と呼吸状態は軽快傾向を示し10月30日に抜管．しかし11月21日頃より再度呼吸状態の悪化を認め人工呼吸管理としステロイドパルス療法などを施行したが効果なく，同月25日に死亡した．

剖検所見：
1. ANCA関連糸球体腎炎（図3）
① 糸球体には細胞線維性および線維性半月体を認める．廃絶した糸球体を含め，約半数の糸球体に著しい変化を認めた．
② 残りの半数の糸球体は比較的保たれているが，メサンギウム基質の増生，spike，double contourをわずかに認める．
2. 間質性肺炎（usual interstitial pneumonia：UIP）（図4）
① 両側とも著しく収縮していて，特に両側下葉

に強い．下葉を中心に最大 2 cm 径までの嚢胞様の腔を多数認め，いわゆる honey-comb lung が形成されている．嚢胞様腔は胸膜下および横隔膜面に目立ち，上中葉にもわずかに認められる．
② 器質化の加わった巣状肺炎を両側に多数箇所に認める．右中葉にはアスペルギルスの感染巣を認める．また部分的には水腫，出血も認める．
③ 胸水（左 200 ml/右 100 ml）．

死因：呼吸不全．

問題点：SSc に急速進行性の腎症や肺病変の急性増悪などがみられた場合に，ANCA 関連血管炎の併発を念頭におく必要がある．

考察：本例は，間質性肺炎を認めるも長期間病状が安定していた SSc に上気道炎後に ANCA 関連血管炎を併発し，それに伴い急激な呼吸状態と腎機能の悪化をきたし急性の経過を辿った症例である．

SSc における腎障害の発症は低頻度ではあるが生命予後に関与するとされており，強皮症腎に伴う腎クリーゼはよく知られている．その発症は突発的で高血圧，急速に進行する腎不全，高レニン血症を呈するのが特徴であるが，強皮症腎クリーゼの中で高血圧，高レニン血症を認めず，MPO-ANCA が陽性で顕微鏡的多発血管炎と同様に肺胞出血あるいは間質性肺炎や半月体形成性腎炎を合併し予後不良な症例が報告されている[1,2]．本例の腎障害も高レニン血症を認めず，MPO-ANCA が陽性で剖検所見から半月体形成性腎炎が確認された．また，D-penicillamine や propylthiouracil による薬剤誘発性 MPO-ANCA 関連血管炎が報告されており[3]，本例では約 9 年間の D-penicillamine の内服歴がありその関与が示唆される．同剤を使用している SSc においては特に MPO-ANCA 関連血管炎の合併による病態の進行に注意する必要があると考えられる．

参考文献

1) Helfrich DJ, et al：Normotensive renal failure in systemic sclerosis. Arthritis Rheum 32：1128-1134, 1989

2) Endo H, et al：Antineutrophil cytoplasmic autoantibodies in 6 patients with renal failure and systemic sclerosis. J Rheumatol 21：864-870, 1994

3) 松本美富士：抗好中球細胞質抗体（ANCA）．日内会誌 87：41-46, 2001

全身性硬化症

CREST症候群に原発性胆汁性硬化症を合併した一例

野澤和久[1]　廣瀬幸子[2]

> 要旨：症例は55歳の女性で，CREST症候群に原発性胆汁性肝硬変（primary biliary cirrhosis：PBC）が合併し，PBCによる肝不全と消化管出血にて死亡した．CREST症候群は全身性硬化症（systemic sclerosis：SSc）の一亜型とされ比較的予後が良いとされているが，本例のようにPBC合併により予後不良となる可能性がある．

症例：55歳，女性．
主訴：右胸水，呼吸困難．
既往歴：52歳：大腸癌（横行結腸摘出根治術施行），胆石（胆嚢摘出術施行）．
家族歴：特記事項なし．
現病歴：幼少時よりレイノー現象を認めていた．19歳にて皮膚の石灰化，30歳時に指手の限局性皮膚硬化および毛細血管拡張が出現，また49歳頃より食道蠕動低下を認め，抗セントロメア抗体陽性であったことからCREST症候群と診断された．その後，51歳頃より右胸水貯留が出現するようになった．胸水は漏出性で，その原因として肝生検の所見より原発性胆汁性肝硬変に由来することが判明した．低アルブミン血症の是正，利尿薬などの投与にて一時的に改善を認めたが，その後も非代償性肝硬変による低アルブミン血症のため，たびたびの胸水貯留による入退院を繰り返していた．また，その経過中に肝腎症候群のためと思われる慢性腎不全の合併も認めるようになった．今回も平成5年4月頃中旬より進行する呼吸困難と右胸水貯留を認め，同年5月14日当科に緊急入院となった．
入院時現症：体温35.0℃，血圧106/60 mmHg，脈拍90/min・整，呼吸数20/min，意識清明，眼球結膜に軽度の黄染，眼瞼結膜に貧血を認める．胸部に心雑音・肺ラ音聴取されないが，右下肺に呼吸音の減弱を認める．腹部膨満および表在静脈の怒張あり．両上肢に手指末端の皮膚硬化を認める．下肢に異常を認めない．

入院時検査所見：動脈血ガス分析はpH 7.434，PO_2 58.0 mmHg，PCO_2 21.7 mmHg，HCO_3^- 21.7 mEq/lと低酸素血症を認めた．白血球数は6100/μl（好中球83％，リンパ球9.5％），赤血球数は259万/μl，ヘモグロビン8.4 g/dl，血小板数7.2万/μlであり，貧血と血小板数の低下を認めた．網赤血球数は37％と上昇を認めた．凝固系ではAPTT 34.9秒（正常対照34.0秒），PT 11.9秒（正常対照10.9秒），FDP 5.0 μg/dl，フィブリノーゲン185 mg/dlと特に異常を認めなかった．生化学はGOT 40 IU/l，GPT 40 IU/l，γ-GTP 100 IU/l，LAP 272 IU/l，総ビリルビン1.75 mg/dl，直接ビリルビン1.20 mg/dlと肝胆道系酵素および血中ビリルビンの軽度上昇を認めた．血清蛋白の低下（総蛋白5.6 g/dl，アルブミン3.5 g/dl），コリンエステラーゼの低値（153 IU/l），血中アンモニアの上昇（111 μg/dl）も認められ非代償期肝硬変の存在が示唆された．またBUN 53 mg/dl，クレアチニン1.47 mg/dlと軽度の腎不全も認められた．補体はCH_{50} 7.0単位以下，C_3 35 mg/dl，C_4 21 mg/dlと低補体血症を認めた．抗核抗体は2560倍陽性で抗セントロメア抗体が認められた．その他の特異抗体はすべて陰性であった．また，抗ミトコンドリア抗体，抗ミトコンドリアM2抗体はともに陰性であった．便に関してはタール便を認め便潜血反応も陽性であった．
入院時経過：入院後，低アルブミン血症の是正，

[1) 順天堂大学膠原病内科学講座　2) 同　病理学講座第二

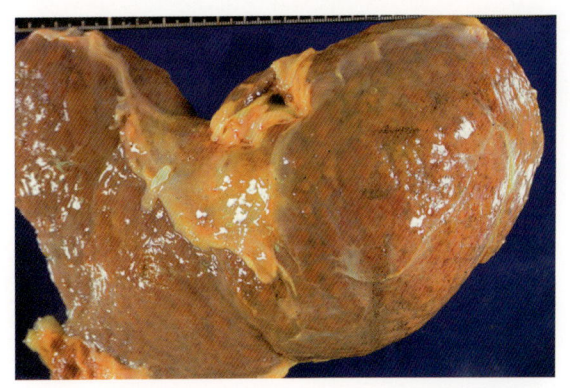

図1　肝臓の肉眼的所見：表面に小結節性で凹凸を認める．

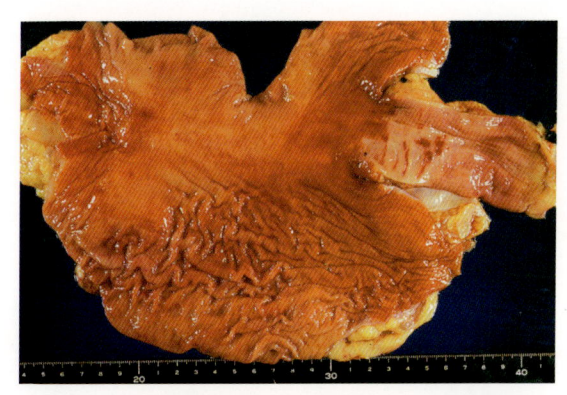

図4　胃の肉眼的所見：広範囲にわたり出血性びらんを認める．

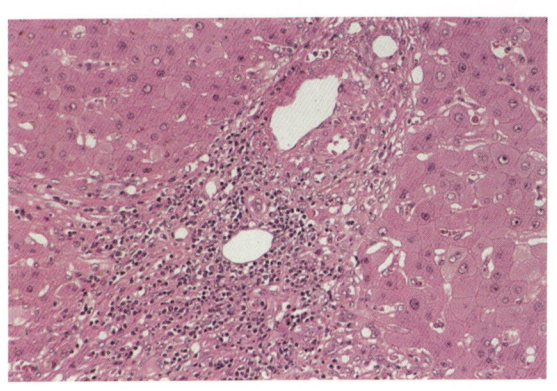

図2　門脈域を中心にリンパ球およびプラズマ細胞を主体にした著明な炎症細胞の浸潤を認める．

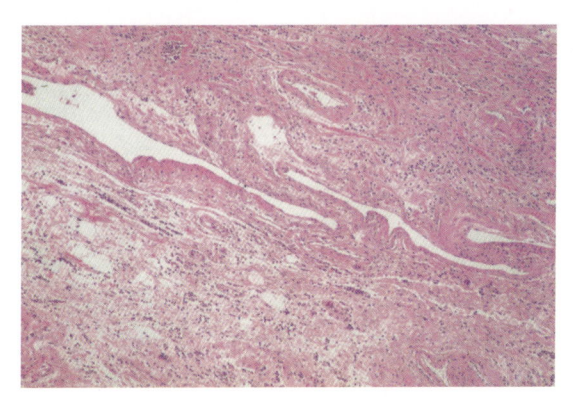

図5　下部食道のHE染色（強拡大）：静脈拡張（静脈瘤）を認めるが周囲組織の構造は保たれており特に静脈瘤の破裂を示す所見は認められなかった．

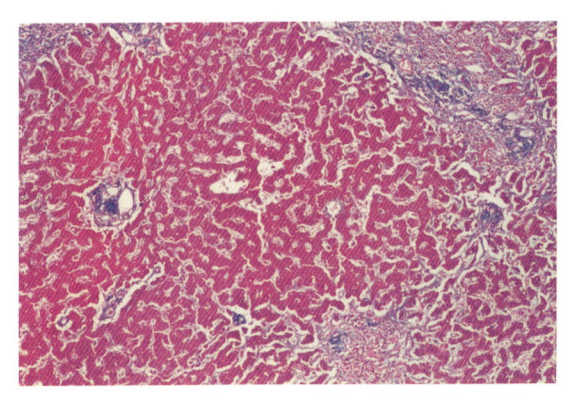

図3　肝臓門脈域のAzan染色（強拡大）：門脈域を中心に著明な線維化（青色）を認める．

利尿薬投与にて右胸水貯留，呼吸困難の改善を認めた．しかし治療経過中の平成5年7月初旬頃より，黄疸の増悪および肝性脳症による軽度の意識障害を認めるようになり肝不全の進行が疑われた．その後，易出血状態となり7月下旬には消化管出血による吐血・下血を頻回に繰り返すようになり同時に貧血の増悪も認められるようになった．止血剤，輸血などの治療開始するも効果なく，8月1日には肝性昏睡による意識レベルの低下，翌日には出血性ショックの状態となり平成5年8月2日死亡した．

死因：出血性ショック，肝不全．
臨床上の問題点：
1．原発性胆汁性肝硬変による肝不全．
2．消化管の出血点．

剖検所見:

1. 肝臓:肝臓は重量650gで表面は小結節性で凹凸を認める(図1). 組織学的には,門脈域を中心にリンパ球およびプラズマ細胞を主体にした著明な炎症細胞の浸潤を認め,さらに類上皮細胞からなる肉芽腫の形成を認め胆汁栓も散見される(図2). また,門脈域を中心に著明な線維化も認められる(図3). これらの所見は臨床において,肝硬変,肝不全の原因として考えられていた原発性胆汁性肝硬変に一致する所見と考えられる.

2. 消化管:下部食道から直腸にかけて消化管の広範囲に出血性のびらんを認めた. 出血びらんは特に胃体部に強く認められた(図4). 下部食道では食道静脈瘤と思われる静脈拡張の所見を認めたが,病理組織学上とくに静脈瘤の破裂を示す所見は認められなかった(図5).

考察:PBCは1950年にAhrensらにより命名された中年以降に好発する胆汁うっ滞を主徴とする原因不明の疾患で,組織学的には慢性非化膿性破壊性胆管炎を特徴とする. 抗ミトコンドリア抗体,抗平滑筋抗体などの多彩な自己抗体の出現,他の自己免疫性疾患を高頻度に合併することなどよりその成因には自己免疫的な機序の関与が想定されている. 一方,CREST症候群はSScの一亜型で抗セントロメア抗体を高率に認め予後は比較的良好とされている. PBC患者に他の自己免疫疾患が合併することは以前よりよく知られている. 本邦のPBC患者における他の自己免疫疾患の合併頻度は,上野らによる報告では53%で,その内訳はシェーグレン症候群(33%),以下,関節炎(23%),SSc(11%)の順であり,CREST症候群の合併頻度は4%とされている. またPBCにおける自己免疫疾患合併の有無は予後には無関係で,PBCの予後のほとんどは肝病変の進行速度と重症度に関連する. 本症例の場合も直接死因となったのは肝不全とそれに伴う消化管出血であった. また,PBC, CREST症候群重複と消化管悪性腫瘍の合併についても報告があり,本症例でも52歳時に結腸癌を認め根治術が施行されている. その因果関係は不明であるが,PBC, CREST症候群重複例では,消化管の悪性腫瘍の発生に注意する必要があるかもしれない.

参考文献

1) 上野幸久, 他:原発性胆汁性肝硬変(PBC)に合併する他臓器自己免疫疾患―内外症例の臨床統計と分析―. 日本臨牀 56(10):2687-2697, 1998

2) 大浪更三, 他:結腸切除が行われた肝機能正常の原発性胆汁性肝硬変・CREST重複症候群の1例. 日本消火器病学会誌 95(7):786-790, 1998

3) 秋山雄次, 他:シェーグレン症候群を合併したCREST・原発性胆汁性肝硬変重複症候群の姉妹例:リウマチ 37(1):42-47, 1997

多発性筋炎・皮膚筋炎

難治性急速進行性間質性肺炎を合併した amyopathic dermatomyositis の一例

頭山尚子[1]　熊坂利夫[2]

要旨：症例は 48 歳男性．皮膚筋炎（dermatomyositis：DM）の症例．筋炎は軽微であったが皮疹出現より約 3 ヵ月後に急速進行性の間質性肺炎（interstitial pneumonia：IP）を発症した．ステロイド開始後，一時的に IP の改善を認めたが，細菌性肺炎合併を契機に再増悪し呼吸不全にて死亡した．筋炎の所見に乏しく，皮膚症状が前景にでる DM（いわゆる amyopathic DM）に伴う IP は急速進行性で難治性であることが多く，注意が必要である．

症例：48 歳，男性．
主訴：呼吸困難感（Huge-Jones の分類 5 度）．
既往歴：34 歳：肺炎（詳細不明）．
家族歴：兄：肝硬変，弟：気胸．
生活歴：粉塵吸入歴（−），喫煙：20 本/日×24 年．
現病歴：平成 7 年 7 月頃より，顔面頬部，前額部に皮疹が出現．9 月下旬より全身倦怠感，10 月中旬より呼吸困難が出現し，徐々に増悪するため 10 月 23 日近医を受診し，間質性肺炎を疑われ，10 月 25 日当院精査入院となった．
入院時現症：体温 37.9℃，血圧 134/94 mmHg，脈拍 90/min・整，呼吸数 20/min，皮膚：顔面頬部・前額部に皮疹あり，両側肺底部 fine crackle を聴取，心雑音なし，腹部平坦・軟，軽度の筋の把握痛あり．
入院時検査所見：白血球は 6400/μl と正常，胆道系酵素 GOT 112 IU/l，GPT 127 IU/l，LDH 932 IU/l の上昇と CPK 108（正常値 9〜93）IU/l，アルドラーゼ 6.3（正常値 6 以下）mU と筋原性酵素の軽度上昇を認めた．免疫学的検査では，抗核抗体は 40 倍（speckled, nucleolar type），その他抗 Jo-1 抗体を含めた各種自己抗体は陰性であった．尿所見は異常なかった．動脈血ガス分析では，酸素 2 l/分吸入下で PO_2 70.8 mmHg，PCO_2 38.6 mmHg であった．入院時胸部 X 線および CT 上，両下肺野に強い網状，索状陰影，スリガラス陰影を認めた（図 1，図 2）．全身状態不良のため筋電図，筋生検などは施行しえなかった．

入院後経過：顔面の皮疹から膠原病の存在が考えられ生検を施行したところ，皮膚筋炎に矛盾しない所見であった（図 3）．筋原性酵素は軽度上昇のみであったが，皮膚症状が前景に出て筋炎症状に乏しい皮膚筋炎，いわゆる amyopathic DM と診断した．11 月 2 日からステロイドパルス療法（methylprednisolone 500 mg/day×3 日間）を施行し，後療法として prednisolone（PSL）60 mg/day の投与を行った．発熱，炎症反応，低酸素血症の改善を認めたが，感染の合併（H. influenzae）により呼吸状態が急性増悪し，11 月 11 日より人工呼吸器管理となった．抗菌薬の投与により喀痰量の低下，炎症反応の低下認めたが，発熱，低酸素血症を認め，間質性肺炎の増悪が考えられたため 11 月 22 日から 2 回目のステロイドパルス療法（methylprednisolone 1000 mg/day×3 日間），後療法（PSL 80 mg/日）を施行したが効果なく，胸部 X 線上全肺野にスリガラス様陰影が広がり，全身状態悪化し 11 月 28 日午前 1 時 14 分死亡した．
剖検：
1．肺は両側ともに重量を増していた．肺割面

---

1) 順天堂大学膠原病内科学講座　2) 同　病理学講座第一

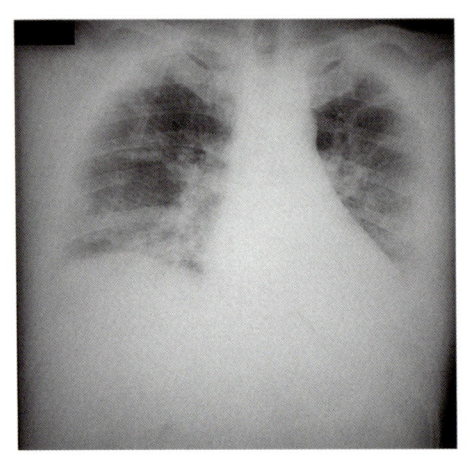

図1　入院時胸部X線：左下肺野に特に強い網状，索状陰影，スリガラス陰影認め，横隔膜の陰影が不鮮明になっている．

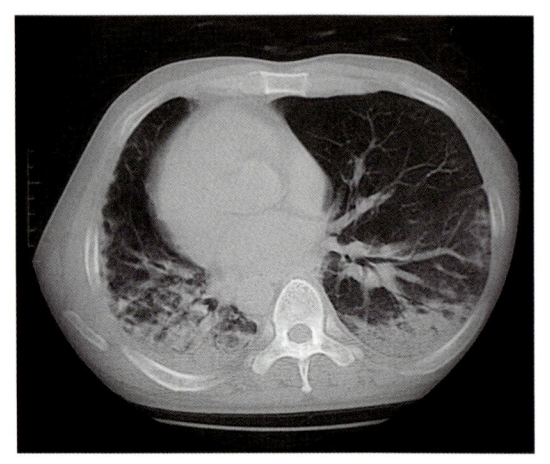

図2　入院時胸部CT：両下肺野に網状，スリガラス陰影認める．

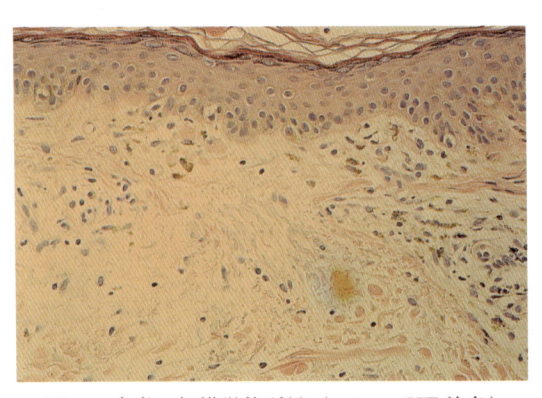

図3　皮膚の組織学的所見（×200，HE染色）
　萎縮した表皮と少数の好中球の浸潤を認め，真皮には血管周囲のリンパ球の浸潤と浮腫が認められる．
　剖検にて，肉眼的所見上特に著明な筋萎縮は認められなかった．

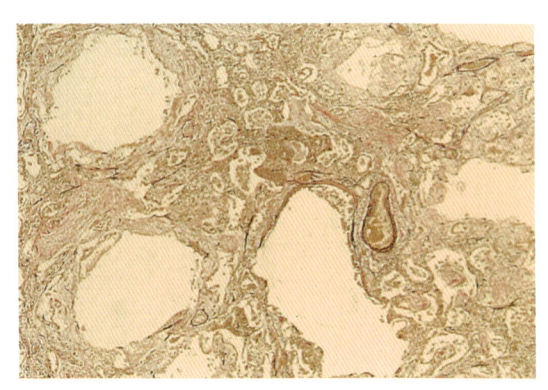

図4　肺の組織学的所見（×100，EVG染色）
　呼吸細気管支および肺胞道は拡張し，肺胞腔内にマクロファージの集簇や部分的には器質化も認められ，肺胞は虚脱し折りたたまれている．拡張した呼吸細気管支や肺胞道の表面には硝子膜の形成や器質化が認められる．さらにいわゆる腺様化生を伴っている．肉眼的に認められた小囊胞は，このように虚脱した肺胞と拡張した気腔より成り立っている．

において，両側ともに貧血様で粘稠性滲出物が認められ，ほぼ全肺野にわたり，びまん性に径0.5～1mm大の囊胞を認めた．その他に散在性に斑状の不規則な巣状肺炎を認めた．組織学的には，肺胞入口輪を硝子膜が覆い，肺胞は虚脱し呼吸細気管支および肺胞道は相対的に拡張している．硝子膜は一部で器質化し虚脱した肺胞が囊胞壁に取り込まれ，腺様化生を起こしているところもある．これらの所見は，いわゆるDAD（diffuse alveolar damage）の像である．

　2．剖検時における骨格筋にはあきらかな炎症，線維化もしくは萎縮は認められなかった．

　3．肝臓には中等度の脂肪肝とうっ血を認めた．
　死因：呼吸不全．
　問題点：血液検査からは積極的に膠原病を示唆する所見に乏しく，顔面の皮疹より膠原病の存在が疑われ，皮疹の形状，部位よりエリテマトーデスとの鑑別が問題となった．また，感染の合併により免疫抑制薬の使用が困難であった．
　考察：Personは皮膚筋炎の典型的な皮膚症状

を呈するにもかかわらず，筋症状が認められない病態を記述し amyopathic DM（筋症状のない皮膚筋炎）と呼ぶことを提唱した．amyopathic DM の特色として，①典型的な皮疹，②軽度の筋炎所見あるいは本所見の欠如，③急性進行性の IP の合併を挙げ，この所見に合致する場合は予後不良で，短期間に死亡することを指摘している．また，多発性筋炎に特異性の高い自己抗体の抗 Jo-1 抗体陽性例は高頻度に IP を合併することが知られているが，IP 合併例の中では，抗 Jo-1 抗体陰性例のほうが予後が悪いといわれている．

本症例は抗 Jo-1 抗体陰性例であり CPK の軽度上昇，炎症反応の上昇と発熱，近位筋力の低下と把握痛認め，皮疹については形状，部位的に皮膚筋炎に典型的ではないものの，病理学的には矛盾しない所見を得ており，臨床所見，経過から amyopathic DM と考えるのが妥当と考えられた．DM および amyopathic DM に急速進行性間質性肺炎（rapidly progressive IP：RPIP）が合併した場合，その生命予後は著しく悪く，難治性病変とされてきた．最近 DM/amyopathic DM における RPIP のステロイド抵抗症例に対し，cyclosporine や cyclophosphamide pulse 療法が奏功するという報告がある．本症例はステロイド大量単独治療施行後，感染症を併発し急性の転帰を辿ったが，今後このような症例に対し，初期治療に免疫抑制剤の併用を考慮することが重要であると考えられた．

参考文献

1）三森経世：「内科キーワード 2003」免疫・アレルギー・膠原病　amyopathic dermatomyositis．内科 91：1294，2003

2）西海正彦：γグロブリン大量療法，シクロシポリン，ステロイドパルス療法の三者併用により救命しえた amyopathic dermatomyositis に合併した急速進行性間質性肺炎の 2 症例．医療 56：756-761，2002

3）戸叶嘉明：amyopathic DM とはどんなものか．リウマチ科 9：77-80，1993

多発性筋炎・皮膚筋炎

間質性肺炎増悪に播種性血管内凝固症候群を伴い死亡した皮膚筋炎の一例

鳥越義博[1]　藤井博昭[2]

要旨：47歳女性，間質性肺炎（interstitial pneumonia：IP）を合併した皮膚筋炎の症例．ステロイド治療抵抗性の難治性皮膚潰瘍と間質性肺炎による呼吸不全に対し，免疫抑制薬投与を試みたが副作用のため断念．その後感染を契機に急性間質性肺炎となり，播種性血管内凝固症候群（disseminated intravascular coagulation：DIC）による肺出血，肺血栓塞栓症を伴い死亡した．

症例：47歳，女性．
主訴：左膝関節痛，発熱．
既往歴：特記事項なし．
家族歴：両親ともに高血圧症．
現病歴：平成8年9月に発熱，皮疹，四肢近位筋痛出現し，10月他院に入院．筋原性酵素の軽度上昇，筋電図，皮膚生検所見より皮膚筋炎および，胸部CTによりIPと診断され，prednisolone（PSL）40 mg/dayから開始され30 mg/dayまで減量し軽快退院．その後，両肘部に皮膚潰瘍が出現，増悪し，平成9年5月に再入院となった．入院中にIPの増悪を認め，cyclosporine A（CyA），azathioprine（AZP）などの併用を試みたが骨髄抑制や肝障害が出現したため中止となり，ステロイド大量療法と血漿交換療法が施行された．皮疹，皮膚潰瘍，呼吸不全は軽快傾向を認めたが，PSL減量困難なため精査加療目的にて当院転院となった．

入院時現症：体温38.7℃，血圧98/56 mmHg，脈拍88/min・整，呼吸数18/min，意識は清明，右顎下リンパ節と頸部リンパ節に直径5 mm各1個触知した．全肺野にfine crackleを聴取し，腹部は平坦ながら右季肋部に肝2横指触知した．右第2指MP関節伸側に皮膚潰瘍あり，また左膝関節炎認めたが筋力低下は認めなかった．

入院時検査所見：白血球は6700/μl，CRP 8.3 mg/dl，赤沈66 mm/hrと炎症を認めた．LDHは794 IU/mlと上昇，GOT 223 IU/l，GPT 230 IU/lと肝機能障害を認めたが，BUN 20 mg/dl，クレアチニン0.43 mg/dlと腎機能は正常であった．CPK 25 IU/l，アルドラーゼは正常で筋原性酵素の上昇はなく，抗核抗体20倍（speckled type），IgG 1958 mg/dlで抗Jo-1抗体は陰性であった．また，入院時には室内気下でPO$_2$ 80.1 mmHg，PCO$_2$ 26.9 mmHg，pH 7.439であった．

入院後経過：平成10年5月11日当院転院．5月15日に呼吸困難と39℃の発熱が出現，PO$_2$ 57.4 mmHgまで低下認め酸素吸入開始．胸部X線上左肺野の透過性低下を認めたが新たな網状陰影はなく，細菌性肺炎を疑い抗菌薬の投与を開始した．しかし，5月19日の胸部CTで左肺野優位であった間質影が右肺野にも出現しており，感染を契機にIPが急性増悪したと考え，ステロイド大量静注療法を施行した．その後，betamethasone 4 mg/dayで経過観察していたが，低酸素血症は改善せず5月27日挿管，人工呼吸器管理となった．また，6月3日血小板減少，上部消化管出血とDICを呈しgabexate mesilate投与も開始されるが効果なく，6月7日呼吸不全により死亡した．

剖検所見：
1．骨格筋の萎縮，筋線維の脱落，細小化，線維化はみるも，活動性の炎症細胞浸潤は認めない．

1) 順天堂大学膠原病内科学講座　2) 同　病理学講座第二

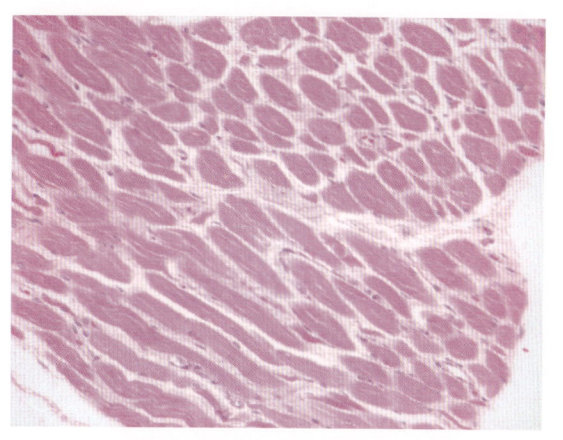

図1 大腿筋（弱拡大，HE染色）：筋線維が軽度萎縮する．筋線維間の線維化が軽度みられる．炎症細胞浸潤はみられない．

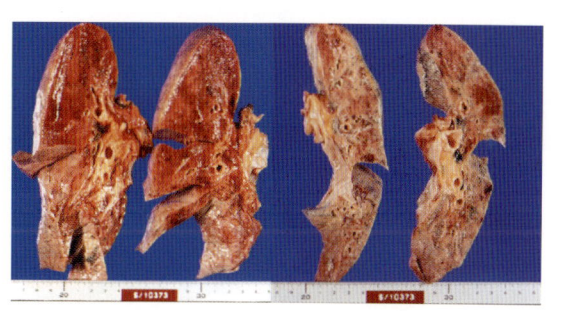

図2 肺（左630g，右670g），両側肺割面：左右ともに肺は含気性が乏しく，出血巣も散在する．

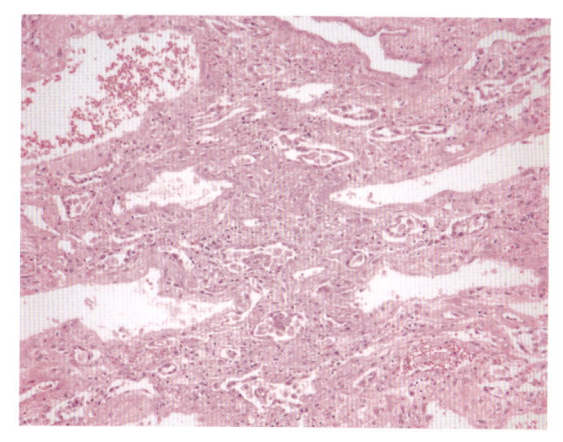

図3 肺（右下葉，中拡大，HE染色）：間質の線維化，炎症細胞浸潤，浮腫により間質は高度に肥厚する．

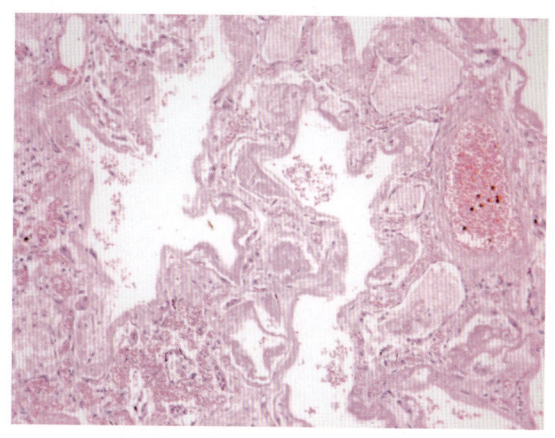

図4 広範囲な肺胞硝子膜の形成：上皮の変性脱落を認める．

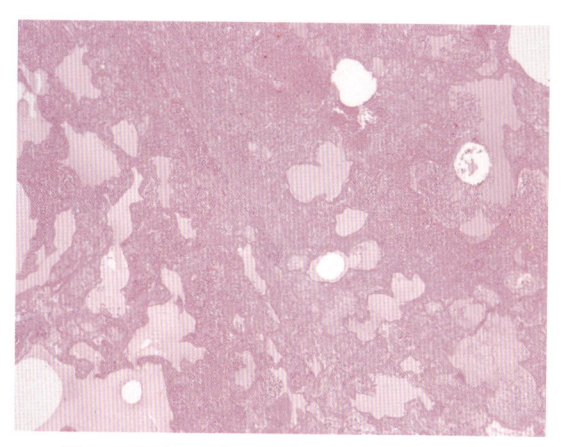

図5 肺（右上葉，弱拡大）：出血性梗塞巣．

肘部の皮膚に真皮の線維瘢痕化を認めるが，炎症性細胞の浸潤は認めず（図1）．

2．左肺630g，右肺670gで高度活動性の間質性肺炎を認める．肉眼的に両側肺野ともに含気性に乏しく，出血巣も散在する（図2）．顕微鏡的には，間質の線維化，炎症細胞浸潤，肺胞マクロファージの出現などが高度にみられる（図3）．活動性の間質性肺炎でdiffuse alveolar damage（DAD）の像を認める（図4）．また，出血巣，梗塞巣も散在する（図5）．DICの合併もあったと考えられる．細菌，真菌，ウイルスなどは，証明されなかった．

死因：呼吸不全．

問題点：皮膚筋炎の活動性は認めなかったが，IPの急性増悪を認めステロイド治療抵抗性であった症例．免疫抑制薬（CyA，AZP）の併用が，副

作用のため施行できなかった．

　考察：難治性皮膚潰瘍を伴う皮膚筋炎で，感染を契機に急性増悪したステロイド治療抵抗性の間質性肺炎症例である．病理上，DAD を認める急性間質性肺炎（acute interstitial pneumonia：AIP）であった．ステロイド治療抵抗性の間質性肺炎では免疫抑制薬の併用を試みるが，特に筋症状に乏しい皮膚筋炎（amyopathic DM）では急速進行性の間質性肺炎を呈することがあり，注意が必要である．しかし，本症例では AZP で肝機能障害，CyA で顆粒球減少を認めるなど副作用出現により断念せざるをえなかった．また病理上，肺梗塞・肺出血を認め，臨床的にも DIC の合併があったと考えられたが，臨床検査や病理所見から感染は否定的であり，AIP による肺組織障害から組織因子の放出が起こり，凝固系の活性化が惹起されて DIC に至った可能性が示唆された．

参考文献

1) Nawata Y, et al：Dermatomyositis/Polymyositis：Prediction and treatment with Cyclosporine. J Rheumatology **26**：1527-1533, 1999

2) American Thoracic Society：Idiopathic Pulmonary Fibrosis：Diagnosis and Treatment. Am J Respir Crit Care Med **161**：646-664, 2000

多発性筋炎・皮膚筋炎

急性呼吸促迫症候群を併発した皮膚筋炎の一例

山崎泰明[1]　信川文誠[2]　梁　広石[1]

要旨：症例は，55歳男性，間質性肺炎（interstitial pneumonia：IP）を伴う皮膚筋炎（dermatomyositis：DM）の症例．発熱，皮疹，全身の筋力低下，息切れで発症し，副腎皮質ステロイド剤で寛解．ステロイド減量で再燃みられたため免疫抑制剤併用し経過観察されていた．右下腿蜂窩織炎のため再入院となったが，急性呼吸促迫症候群（acute respiratory distress syndrome：ARDS）を併発，ステロイドパルス療法などを施行したが死亡した．

症例：55歳，男性．
主訴：右下肢の発赤腫脹，発熱，咳嗽．
既往歴：特記事項なし．
家族歴：特記事項なし．
現病歴：平成6年4月下旬より，39℃の発熱，労作時の呼吸困難，全身の筋力低下，筋把握痛，両肘および両膝伸側の皮疹，両側上眼瞼にヘリオトロープ疹を認め，近医入院し精査したところ，筋原性酵素の上昇，筋電図で筋原性の変化を認め，皮膚筋炎と診断された．筋生検では明らかな炎症細胞の浸潤はみられず，抗Jo-1抗体も陰性であった．X線写真上，両側下肺野に間質影を認めた．悪性腫瘍の合併は認められなかった．prednisolone（PSL）60 mg/dayより治療を開始され，筋力低下や筋原性酵素の改善がみられ，その後の経過も順調でPSL 30 mg/dayで退院となった．同年10月，PSL 20 mg/dayまで減量したところ筋力低下，発熱が出現したため，当科紹介入院となった．皮膚筋炎の再燃が考えられPSL 60 mg/dayへ再び増量，免疫抑制薬azathioprine 50 mg/dayを併用開始した．その後，症状安定しPSLを30 mg/dayまで減量し退院となった．以後外来でPSL 20 mg/dayまで減量，筋炎，間質性肺炎とも安定した状態で経過していた．平成13年10月より自覚症状ないため，azathioprineを自己判断で中止していた．

今回，平成15年2月に風邪症状出現，さらに右下腿の蜂窩織炎を認め，2月17日精査加療目的で入院となった．
入院時現症：体温36.8℃，血圧132/80 mmHg，脈拍64/min・整，呼吸数20/min，意識清明，顔色良好，眼球結膜黄染なし，眼瞼結膜貧血なし，チアノーゼも認めない．胸部両側背部に軽度fine crackleを聴取，心雑音なし，腹部平坦・軟，皮膚紅斑なし，色素沈着なし，右下腿に発赤，腫脹を認めた．
入院時検査所見：白血球数2.12万/μlと増加，

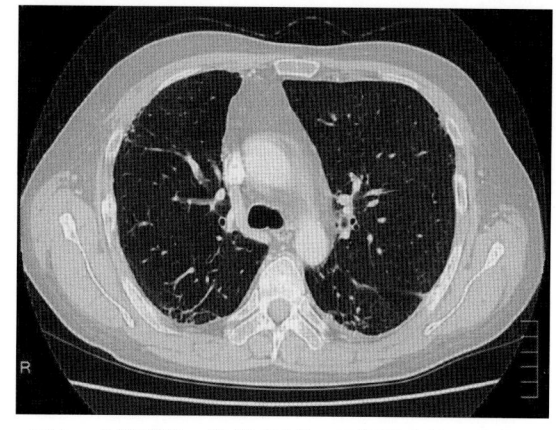

図1　入院直後の胸部CT像：両側肺底部に間質性変化と細菌感染を思わせる肺炎像を認める．

1）順天堂大学膠原病内科学講座　　2）同　病理学講座第一

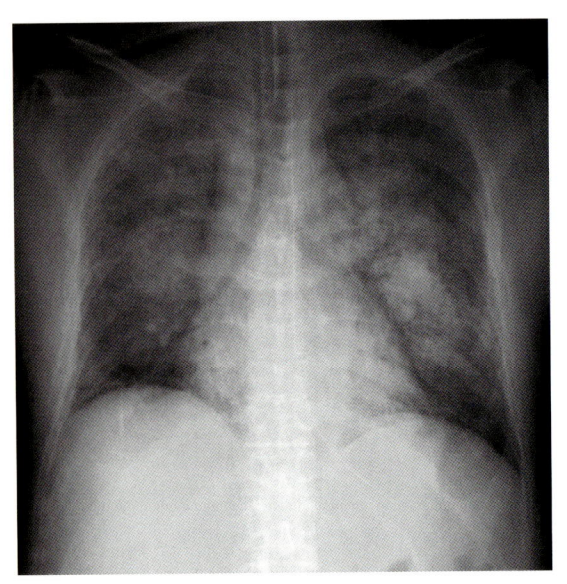

図2 呼吸困難出現後の胸部X線像：肺門部からスリガラス状陰影の拡大を認める．

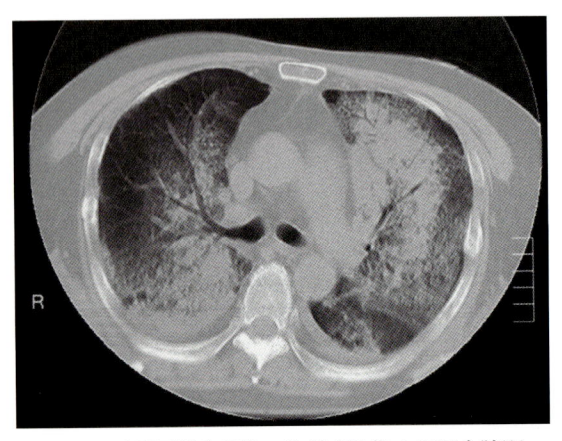

図3 呼吸困難出現後の胸部CT像：ほぼ全肺野の間質性変化を認める．

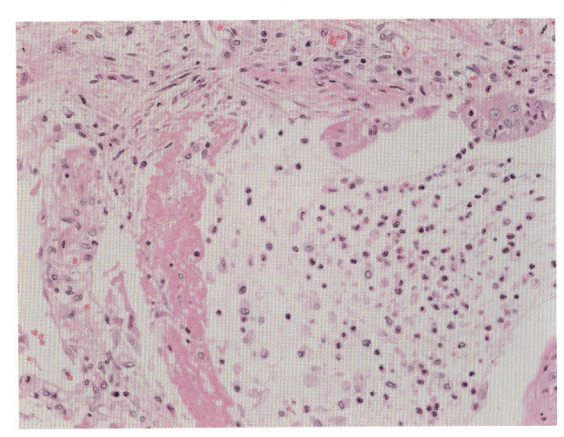

図4 肺組織（HE染色，弱拡大）：肺胞腔内に硝子膜形成，および多数の細胞浸潤を認め，肺間質の著しい肥厚がみられる．

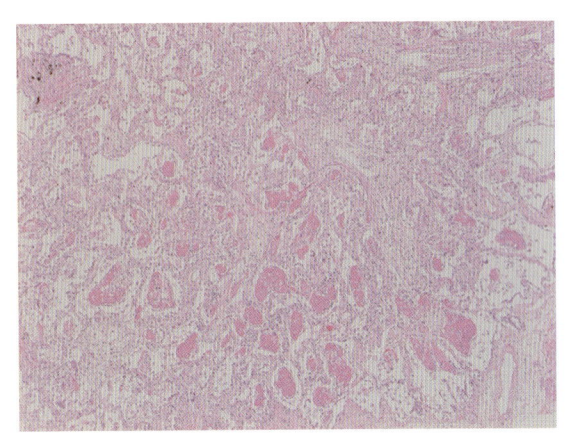

図5 肺組織（HE染色，強拡大）：肺胞腔内に硝子膜形成，および多数の好中球や赤血球を認め，肺胞壁の線維化がみられる．

リンパ球数は1696/μlであった．赤沈は75 mm/hrと促進を認めた．LDHは519 IU/lと軽度上昇，CPKは420 IU/l，アルドラーゼ27.4 mUと軽度高値を認めた．CRPは5.2 mg/dlと上昇，血清IgG 2069 mg/dlと高値を認めた．血清KL-6 397 U/ml，抗核抗体40倍（speckled type，抗細胞質抗体陽性），抗Jo-1抗体は陰性であった．21日胸部CT施行，両下肺野の間質性肺炎を軽度認めるのみであった（図1）．呼吸機能検査では，%VC 88.6%，%DLco 34.9%と拡散能の低下を認めた．

入院後経過：右下腿蜂窩織炎に対して，2月15日外来受診時よりセフェム系抗菌薬の経口投与を継続していた．入院後は全身状態良好であったが，23日早朝から突然，呼吸困難を訴え，酸素飽和度70%，動脈血ガス分析ではpH 7.424 PO$_2$ 50.8 mmHg，PCO$_2$ 31.9 mmHg，HCO$_3^-$ 20.5 mmol/lと著明な低酸素血症を認め，胸部X線上両側肺門部を中心としたスリガラス陰影と網状影を認め（図2），胸部CTでは，両側の間質性変化と細菌性を疑わせる肺炎像を認めた（図3）．さらに6時間後の胸部X線で肺炎像は全肺野に拡大した．その後も急速に呼吸不全が進行し，人工呼吸器管理となった．心機能は超音波上正常であった．CRPは51.4 mg/dlと著明な上昇を認めた．臨床的にはARDSであり，ニューモシスチス肺炎などの感染症を疑い，methylprednisolone 1 g/日3日

間，ST合剤を含めた各種抗菌薬投与を開始した．喀痰の細菌塗抹培養検査は抗酸菌を含めて陰性であり，β-Dグルカンは正常，サイトメガロウイルス抗原も陰性であった．KL-6の再上昇は認められなかった．エンドトキシンは13 pg/mlと軽度上昇がみられたが，血液培養は陰性であった．その後，CRPは2.1 mg/dlまで改善が認められたが，3月12日に喀痰でメチシリン耐性ブドウ球菌（MRSA）を認め，抗菌薬をvancomycin hydrochroride とmeropenemに変更した．胸部のスリガラス陰影は増強し，再度ステロイドパルス療法を開始したが，左肺に3度の気胸を併発し，さらに状態が悪化，17日に死亡した．

剖検所見：両側肺に肺胞上皮細胞の脱落，肺胞腔内に硝子膜形成，および多数の好中球や赤血球を認め，肺胞壁の線維化とともに肺胞の再上皮化がさまざまな程度に認められる（図4，5）．

死因：急性呼吸不全．

問題点：寛解期にあった，間質性肺炎を合併した皮膚筋炎の患者がARDSを発症し，約3週間の経過で死に至った．本症例においてARDSの原因は何かが問題となった．

考察：1994年のAmerican-European Consensus Conference on ARDSにおいて，次のようなARDSの新たな定義が提唱された[1,2]．左房圧・肺毛細血管圧の上昇によって説明できない一連の臨床的・放射線学的・生理学的異常を伴った，炎症と肺毛細血管透過性亢進を特徴とする症候群であり，酸素化障害（$PO_2/FiO_2 \leq 200$）を認める．すなわち，ARDSは危険因子を有する症例に急性に発症し，数日から数週間にわたって持続し，酸素投与に抵抗性を示し，胸部X線上両側性びまん性の浸潤影を示し，心原性肺水腫が除外される症候群である．ARDSの危険因子としては肺炎，誤嚥，吸入性肺障害，敗血症，急性膵炎，多発外傷などがあるが，なかでも敗血症におけるARDS発症率は高く，40％にものぼるとされている．病理学的には急性期には肺胞上皮細胞の脱落，基底膜の露出，硝子膜形成，内皮細胞の腫大および肺胞腔内に好中球や赤血球を認め，diffuse alveolar damage（DAD）を呈する．後期には肺胞腔内の肉芽組織形成・器質化や肺胞壁の線維化とともに肺胞の再上皮化がさまざまな程度に認められる．生存例では，呼吸機能は6～12ヵ月の経過のうちに軽度の異常を残すのみで，ほぼ完全に回復することが多いが，この時期以降の死亡例では肺の広範な線維化が認められる[3]．

本症例は，長期ステロイド投与による易感染状態下で，感冒症状，右下肢の蜂窩織炎を併発し入院となった．感染の先行，抗菌薬で一時CRPの改善がみられたこと，血中よりエンドトキシンが検出されたこと，抗菌薬中止でCRPが再上昇したことなどから，ARDSの原因として敗血症がもっとも考えられる．後にMRSAが血培で検出されたが，当初，血液塗抹培養が陰性であったのは，外来時から経口で抗菌薬が投与されていた可能性があると思われる．鑑別としては皮膚筋炎に伴うDADがあげられる．しかし，入院直後の呼吸機能検査では以前と比べて呼吸機能の低下がみられず，わずか一日たらずで呼吸不全状態に陥っており，皮膚筋炎に伴うDADとしてはあまりに経過が急激である．また，以前高値を示した，KL-6，CPKの変化がみられなかったことより間質性肺炎，皮膚筋炎の再燃は否定的である．皮膚筋炎の予後を決定する因子として間質性肺炎や悪性腫瘍は重要であるが，今回のケースのようにステロイドや免疫抑制薬長期投与下では感染症を契機に死に至ることもあり，感染に対する十分な注意が必要である．

参考文献

1) Bernard GR, et al：The American-European Consensus Conference on ARDS-definitions, mechanisms, relevant outcomes, and clinical trial coordination. Am J Respir Crit Care Med **149**：818, 1994

2) Artigas A, et al：The American-European Consensus Conference on ARDS, part 2-ventilatory, pharmacologic, supportive therapy, study design strategies, and issues related to recovery and remodeling. Am J Respir Crit Care Med **157**：1332, 1998

3) Ware LB, et al：The acut respiratory distress syndrome. N ENGL J Med **342**：1334, 2000

混合性結合組織病

心筋炎および自己免疫性膵炎を認めた混合性結合組織病の一例

梁　広石[1)]　　脇屋　緑[2)]

要旨：症例は38歳，女性．混合性結合組織病（mixed connective tissue disease：MCTD）およびシェーグレン症候群と診断されていたが，数年間未治療であった．肺高血圧症の増悪にて入院治療経過中，心筋炎による心不全が急速に悪化し死亡した．また，剖検にて自己免疫性膵炎の合併を認めた．

症例：38歳，女性．
主訴：呼吸困難，腹部膨満感．
家族歴：特記事項なし．
既往歴：特記事項なし．
現病歴：昭和63年，他院にてMCTD，シェーグレン症候群と診断，平成8年prednisolone（PSL）30 mg/day開始されたが自己中止していた．平成14年5月流産，その後，咳・息切れを自覚，他院受診し肺高血圧症の診断で入院勧められたが拒否，自宅にて療養されていた．同年8月，腹部膨満感・下肢に浮腫が出現し，8月23日呼吸困難増悪したため他院受診．著明な肺高血圧症による右心不全と診断され，緊急入院となった．心不全に対して酸素投与，強心剤，利尿薬などの対症療法で呼吸状態がやや改善したが，当院での治療を希望され，10月1日転入院となった．
入院時現症：身長161.5 cm，体重40.1 kg，体温36.6℃，血圧98/64 mmHg，心拍102/min・整，呼吸数19/min，意識清明，眼球結膜に貧血認めず，眼瞼結膜に黄染認めない．頸部では血管雑音聴取せず，リンパ節触知せず，甲状腺の腫大も認めない．胸部では，第2肋間胸骨左縁収縮期雑音を聴取する．II音の亢進あり．呼吸音は清，ラ音なし．腹部は軟でやや腹満あり．圧痛なし．四肢では，手指にレイノー現象を認める．下肢に軽度の浮腫あり．
入院時検査所見：白血球数2400/μl，リンパ球数320/μl，ヘモグロビン11.1 mg/dl，血小板数5.8万/μlと汎血球減少を認めた．赤沈は128 mm/hr，CRPは0.4 mg/dl，ALP，LDHは軽度上昇，腎機能は異常を認めなかった．総蛋白9.1 g/dl，IgG 4506 mg/dl，IgA 303 mg/dlと高ガンマグロブリン血症があり，血漿粘度2.27と著明に上昇していた．CH$_{50}$ 20.3単位，C$_3$ 51 mg/dl，C$_4$ 9 mg/dlと低補体血症を認めた．抗核抗体は2560倍（speckled type），抗U1-RNP抗体128倍，抗SS-A，抗SS-B抗体陽性，抗Sm抗体，抗DNA抗体，抗リン脂質抗体はいずれも陰性であった．胸部X線では少量の葉間胸水，左第2弓突出を認め心胸郭比は62.7%と心拡大がみられた（図1）．

心電図は右軸変位，myocardial injuryを認め，心エコーでは推定右室圧80 mmHgと肺高血圧，中等症以上の三尖弁閉鎖不全を認め，右心房，右心室，肺動脈と下大静脈の拡大を認めた．心嚢液は200～300 ml貯留しており，左室駆出率は68%であった．

入院後経過：入院時，右室圧80 mmHgと著明な肺高血圧症による重症呼吸不全および，MCTDによる漿膜炎，低補体，汎血球減少とシェーグレン症候群に伴う過粘稠度症候群を認めた．これらに対して，PSL 40 mg/day開始したところ，呼吸症状および汎血球減少の若干の改善を認めた．しかし，補体価の改善は認めなかった．全身性エリテマトーデスの要素が強いMCTDと考え，ステロイドパルス療法（methylprednisolone 1000 mg，

1) 順天堂大学膠原病内科学講座　　2) 同　病理学講座第二

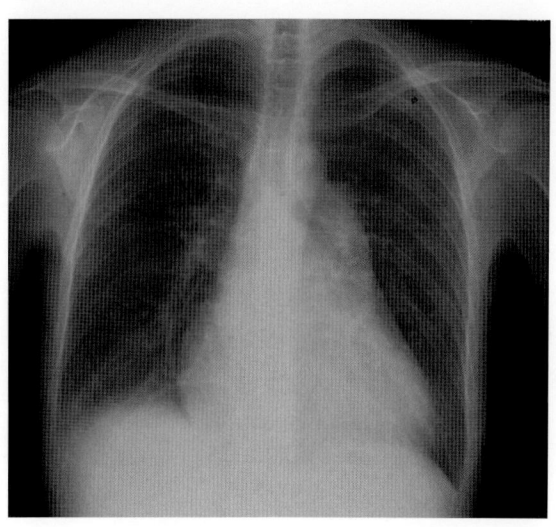

図1 入院時胸部X線：心胸郭比62.7%と心拡大を認める．左第2弓の突出を認める．

3日間）を施行し，後療法としてPSL 40 mg/dayを投与した．その後，呼吸状態の若干の改善傾向を認めた．入院時より血漿粘稠度が高値であったため，血行動態の改善を期待して，二重膜濾過法の併用を試みたが血圧が不安定のため1回のみで中止，血漿粘稠度の改善は得られなかった．10月21日より全身倦怠感の増強，腹痛が出現，再び呼吸状態の悪化，血圧低下を認めた．昇圧剤などを投与したが効果なく，10月25日未明に心停止し死亡した．

　剖検所見：

　1．肺（左350 g，右430 g）：中小動脈の内膜の肥厚が高度である．内腔の狭小化が散見され，肺高血圧症の原因である．うっ血所見高度．

　2．膵：リンパ球，形質細胞を主とする著明な細胞浸潤と線維化を認めた（図2）．

　3．脾臓（80 g）：うっ血，白脾髄の萎縮を認める．動脈内腔が狭窄しており，一部にonion-skin lesionが認められる（図3）．

　4．心（380 g）：心筋にはT細胞を主体としたリンパ球浸潤が高度で，筋細胞の萎縮および壊死が多く認められる．肺高血圧による肺性心で，著明な右室拡大，肺動脈の拡張，右室肉柱の増生が認められる（図4）．

　死因：心不全．

　問題点：本症例は肺高血圧症を発症したMCTDで，ステロイド大量療法施行にもかかわらず高度の自己免疫性心筋炎を併発し死に至った．また，剖検にて自己免疫性膵炎の合併が考えられた．

　考察：本症例は，肺高血圧症による右心不全と心筋炎により死亡した．一般にMCTDでは，病理組織学的に心臓の組織を検討すると，かなりの頻度で変化が認められるとされている．ほとんどの症例で，心外膜にリンパ球，単球の浸潤と線維化が認められており，過去に心外膜炎の存在したことが示唆される．心筋炎については，食道の筋組織病変と類似して心筋線維の萎縮，線維化，症例によっては免疫グロブリンの沈着が証明される．自己免疫性心筋炎は1980年以降症例報告が相次いでおり，MCTDに心筋炎の合併をみることは珍しくない．通常はステロイド治療によく反応し予後は良好とされている．本症例は，入院時に心エコーで左心機能は保たれていたにもかかわらず，徐々に心機能の低下がみられた．剖検にて心筋にはT細胞を主体としたリンパ球浸潤が高度で，筋細胞の萎縮および壊死が多く認められた．また肺高血圧による肺性心で，著明な右室拡大，肺動脈の拡張，右室肉柱の増生が認められ，心筋炎に対してステロイドが無効であったと考えられた．

　今日膠原病疾患は診断治療において格段の進歩を遂げており，以前剖検でみられた，wire-loop lesionやonion-skin lesionなどの典型的な病理所見を認めることは少なくなった．本症例では長期に無治療のまま経過したため，脾臓におけるonion-skin lesionをはじめ多彩な所見がみられ，病態も難治性になったと考えられた．

　さらに，本症例は病理学的に膵炎の合併を認めた．自己免疫性膵炎は，その発症に自己免疫機序の関与が疑われる膵炎で，2002年日本膵臓学会自己免疫性膵炎検討委員会により診断基準が作成された．診断基準として，

　1．膵画像診断によって得られた膵管像で特徴的な主膵管狭細像を膵全体の1/3以上の範囲で認め，さらに膵腫大を認める．

　2．血液検査で高ガンマグロブリン血症（2.0 g/dl以上），高IgG血症（1800 mg/dl以上），自己抗体のいずれかを認める．

　3．病理組織学的所見として膵にリンパ球，形質細胞を主体とする著明な細胞浸潤と線維化を認める．

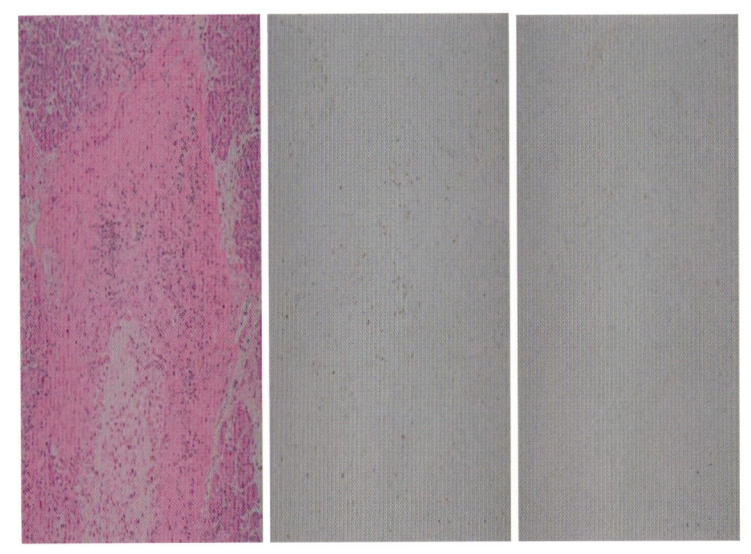

図2 左：自己免疫性膵炎，中：Tリンパ球，右：Bリンパ球．
　膵臓の大きさはほぼ正常で，外分泌腺も特に問題はないが，小動脈の内腔が肥厚している．膵管壁にT細胞を主体としたリンパ球浸潤を高度に認め上皮の変性壊死を認める（左からHE染色，UCHL-1抗体による免疫染色，B-26抗体による免疫染色）．

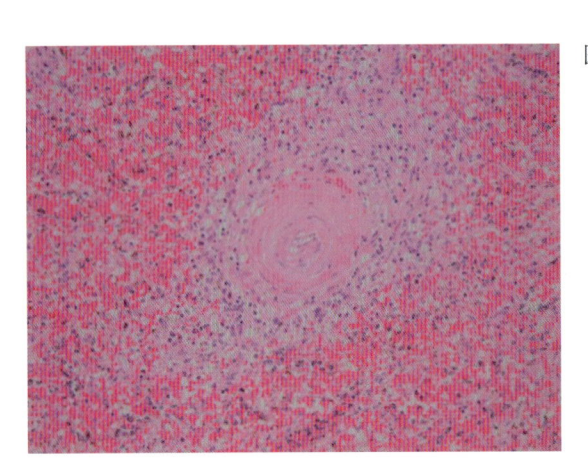

図3 脾臓でみられたonion-skin lesion（HE染色）．

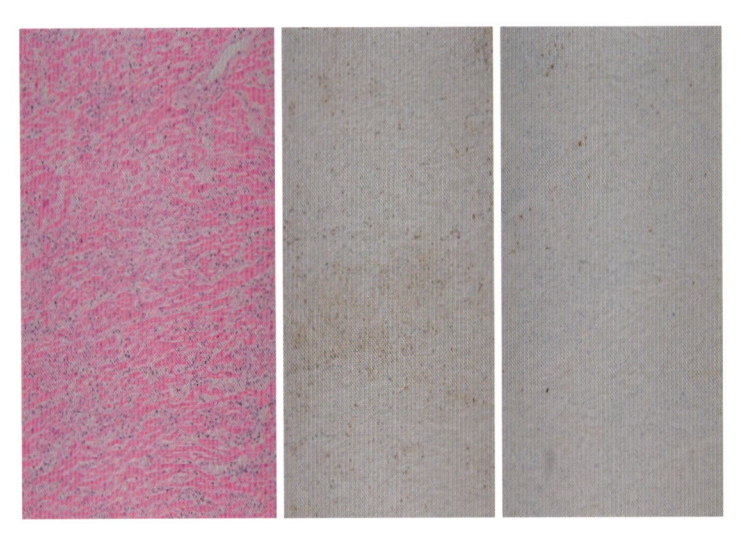

図4 左：心筋炎，中：Tリンパ球，右：Bリンパ球
　心筋にはT細胞を主体としたリンパ球浸潤が高度で，筋細胞の萎縮および壊死が多く認められる．肺高血圧による肺性心で，著明な右室拡大，肺動脈の拡張，右室肉柱の増生が認められる（左からHE染色，UCHL-1抗体による免疫染色，B-26抗体による免疫染色）．

とされている．本症例では腹痛，膵酵素の上昇を認めたが，全身状態が悪く，逆行性膵胆管造影検査など侵襲の大きな検査はできなかったため，画像で狭細型膵炎像の確認はできなかった．自己免疫性膵炎にシェーグレン症候群が合併することが多いことから，病理所見と併せて本症例でも自己免疫性膵炎の合併が考えられた．自己免疫性疾患患者では自己免疫性膵炎の合併を念頭に置く必要があると思われる．

参考文献

1) 澤井高志，他：混合性結合組織病：診断と治療の進歩 II．病態と診断 2病理．日内会誌 85：15-19, 1996

2) 早川哲夫，他：自己免疫性膵炎の診断と治療 日本膵臓学会自己免疫性膵炎診断基準 2002 年．膵臓 17：585-587, 2002

混合性結合組織病

巨大血栓の僧帽弁嵌頓により死亡した混合性結合組織病の一例

関谷文男[1]　熊坂利夫[2]

要旨：混合性結合組織病（mixed connective tissue disease：MCTD）の腎症に対する免疫抑制薬投与中に骨髄抑制を認め，ニューモシスチス肺炎を併発した症例．肺炎は改善したものの，経過中に汎血球減少症や，もともとの心房細動に加え心室頻拍の出現など多彩な臨床所見を呈し，治療に難渋した．最終的には多臓器不全となり，左房内には巨大血栓を認め，その血栓の僧帽弁への嵌頓が直接死因となった．病理解剖の結果，各臓器は血栓塞栓症の状態であった．

症例：65 歳，女性．
主訴：発熱．
既往歴：55 歳：右網膜剥離，63 歳：左網膜中心静脈分枝閉塞症，高血圧症．
家族歴：母・兄：脳梗塞，娘：小児喘息．
現病歴：昭和 53 年（44 歳時）顔面紅斑が出現，昭和 57 年（48 歳時）当院当科受診し，レイノー現象，抗 U1-RNP 抗体陽性，白血球減少，手指皮膚硬化より MCTD と診断された．平成 10 年（64 歳時）腎症を合併し，ステロイド薬を増減されていた．平成 12 年 5 月頃より下肢の浮腫が増悪したため入院となり，腎生検が施行された．ループス腎炎と診断され prednisolone 20 mg および cyclophosphamide 50 mg/day の内服投与が開始となった．7 月 10 日に退院したが，7 月 20 日頃より 38.5℃の発熱が出現し，咳嗽や喀痰も伴った．8 月 4 日当科外来を受診し抗菌薬などを投与されたが，8 月 6 日に 39.2℃の発熱が出現したため外来を受診，白血球減少，炎症反応上昇を認め緊急入院となった．
入院時現症：身長 163 cm，体重 73.8 kg，体温 37.0℃，血圧 120/66 mmHg，脈拍 74/min，意識清明，眼瞼結膜やや貧血様，胸部心拍不整あり，肺雑音なし，腹部に特記すべき所見なし，四肢浮腫あり．
入院時検査所見：白血球数 800/μl（好中球数

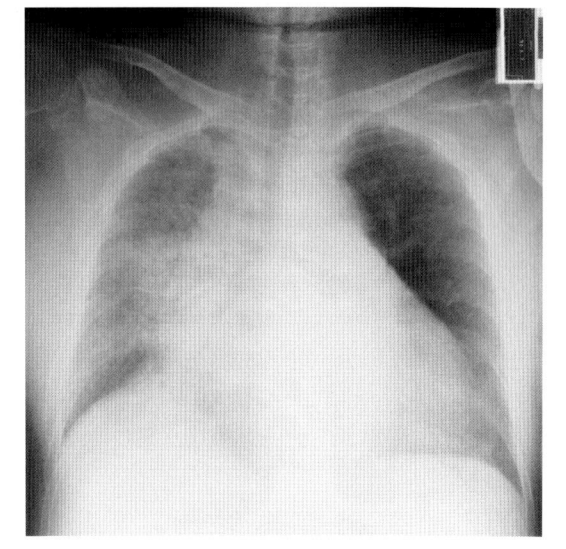

図 1　胸部単純 X 線検査：著明な心肥大および両肺野に網状影を認める．

184/μl）と著しく低下，CRP は 15.0 mg/dl で翌日には 24.0 mg/dl まで上昇した．血清クレアチニン値は 0.79 mg/dl と正常で尿蛋白も検出されず，腎機能障害は認めなかった．血清免疫学的検査では抗核抗体 160 倍（homogeneous, speckled type），抗 U1-RNP 抗体陽性で，抗 DNA 抗体などの他の自己抗体は陰性であった．動脈血ガス分析（室内気下）では PO$_2$ 31.5 mmHg と低酸素血

1）順天堂大学膠原病内科学講座　　2）同　病理学講座第一

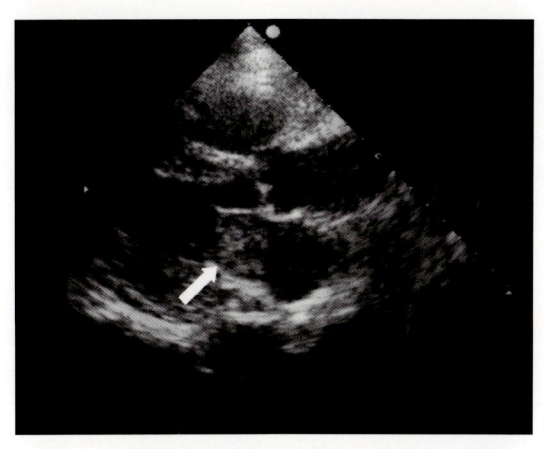

図2 心臓超音波検査：巨大な左房血栓が僧帽弁に完全に嵌頓している（矢印）．

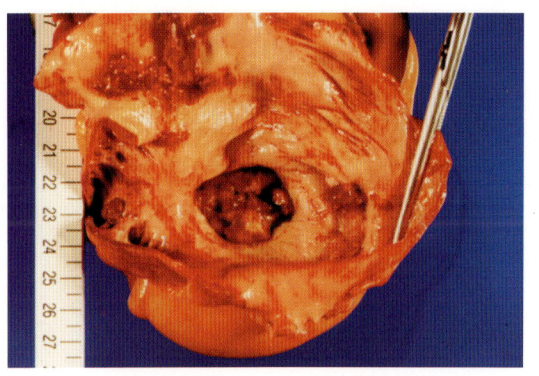

図3 心臓の肉眼像：左心房で僧帽弁に嵌頓した3×3×2 cm大の血栓塊を認める．

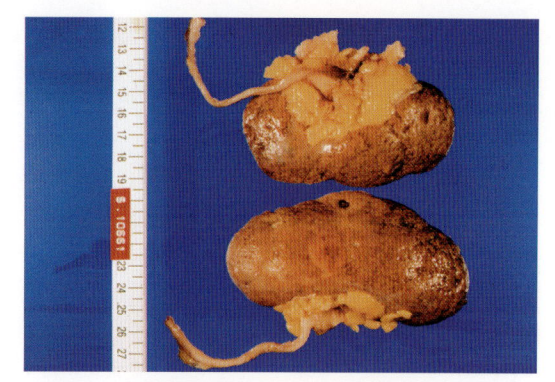

図4 腎臓の肉眼像：表面は細顆粒状の凹凸を認める．

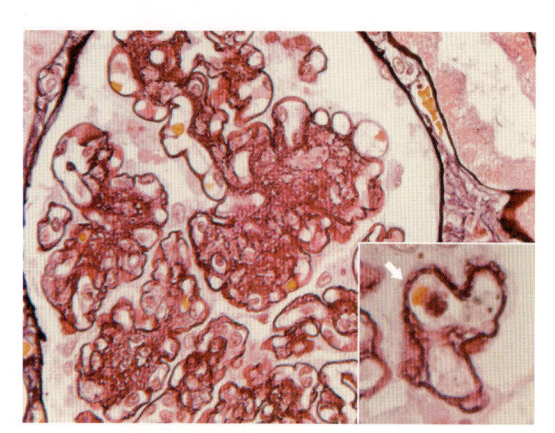

図5 腎臓の顕微鏡所見：糸球体はびまん性に変化を認め，メサンギウム細胞の増生および免疫複合体の沈着を多数認める（PAM-Masson染色，×300）．上皮下にも免疫複合体の沈着を多数認め，spike lesion（矢印）を伴っていた（右下枠内，×600）．

症を認め，胸部X線上両肺野に網状影を認めた（図1）．心臓超音波検査では左心肥大，中等度の左心機能低下などを認めたが，明らかな左房内血栓や肺高血圧症は存在しなかった．

入院後経過：cyclophosphamideの副作用による白血球減少に伴うニューモシスチス肺炎（後に喀痰PCR陽性）と診断した．細菌性肺炎の合併も否定できず，ST合剤を含めた抗菌薬を投与し徐々に改善傾向にあった．第5病日に再び発熱を認めβ-Dグルカンの上昇より肺真菌症を疑いfluconazoleを追加投与，その後肺野は清明となったが血小板減少（後に汎血球減少）および肝障害が出現したため，薬剤の副作用を疑いやむをえずST合剤などの投与を中止した．第21病日に発熱を認め，ニューモシスチス肺炎再燃しpentamidineを開始したが，第28病日に突然心電図上心室頻拍（ventricular tachycardia：VT）が出現し，呼吸停止・心停止となり蘇生処置を行った．人工呼吸器管理とし，VTに対し数種類の薬剤を使用したが翌日までVTは頻発していたため，一時的体外式心臓ペーシングを行った．

心房細動が存在するためheparinの予防的投与を行っていたが，第29病日に心臓超音波検査を再度施行したところ左房内に巨大な血栓像を認めた．ループスアンチコアグラント，抗カルジオリピンIgG抗体，抗β_2GP1カルジオリピン抗体はいずれも陰性であり，血栓形成の要因として抗リン脂質抗体症候群は否定的と考えられた．その後，急性腎不全を併発し持続的血液透析濾過療法を開始し

た．第30病日の血液検査で著明な肝障害を認め，多臓器不全の状態であった．対光反射の消失，瞳孔の左右差も出現したため頭部CTを施行したところ，脳に広汎に梗塞巣を認めた．これらの所見から血栓により全身臓器の梗塞を起こした可能性が考えられた．頭部CTより帰室後突然の血圧低下を認め，心臓超音波上血栓は僧帽弁に完全に嵌頓していた（図2）．昇圧薬にも反応せずその後心停止となり死亡した．

剖検所見：

1．心臓は左心室の求心性肥大を認め，非常に大きく800gの重量であった．両心房の拡張があり，左心房では僧帽弁に嵌頓した3×3×2cm大の血栓塊を認めた（図3）．

2．腎臓は左240g，右210gで，肉眼所見として表面に細顆粒状の凹凸を認めるが，明らかな梗塞巣は認められなかった．比較的腎皮質は保たれていた（図4）．顕微鏡所見として，皮質は保たれているものの糸球体はびまん性に変化を認め，メサンギウム領域の拡大が認められ，メサンギウム細胞の増生とともに免疫複合体が多数沈着していた（図5，PAM-Masson染色，×300）．また上皮下にも免疫複合体の沈着を多数認め，spike lesion（矢印）を伴っている部分もあった（PAM-Masson染色，×600）．以上よりループス腎炎の所見であった．

3．肺，肝，膵，脾臓の各臓器に血栓塞栓症を認めた．

死因：左房内血栓の僧帽弁への嵌頓による急性左心不全．

問題点：巨大血栓形成の原因．

考察：本症例ではMCTDに伴う腎症に対して用いた免疫抑制薬により白血球減少が出現し，ニューモシスチス肺炎を併発，薬剤性と考えられる血小板減少を認め治療薬の中止・変更を余儀なくされた．血小板減少の原因として微小血栓がすでに存在していた可能性があるが，凝固系の異常がなかったことやその時点での心臓超音波では左房内血栓は認められていないことより考えにくかった．心室性不整脈の原因としてpentamidineの影響は否定できない．

剖検上心臓は左心肥大を認め，左心房には僧帽弁に嵌頓した3×3×2cm大の血栓塊を認めた．本症例の巨大血栓形成の原因として抗リン脂質抗体症候群は否定的であり，心房細動の合併がその主因と考えた．入院当初より心房細動を合併していたため抗凝固療法を行っていたが，発熱による脱水傾向が血栓形成を助長した可能性がある．また急変時に心臓マッサージを頻回に行ったことより，その物理的刺激のため心臓壁より血栓が剥離したことも否定できない．

参考文献

1) Austin HA III, et al : Therapy of lupus nephritis. Controlled trial of prednisone and cytotoxic drugs. New Engl J Med 314 : 614-619, 1986

2) 向笠玲子，他：自己免疫疾患に対するシクロフォスファミド療法の副作用の検討．リウマチ 40：353, 2000

混合性結合組織病

進行性の心筋障害を認めた混合性結合組織病の一例

李　鍾碩[1]　脇屋　緑[2]

要旨：原因不明の左室機能低下を有した混合性結合組織病（mixed connective tissue disease：MCTD），抗リン脂質抗体症候群（antiphospholipid syndrome：APS）の症例．筋炎にて発症し，その後APSによる臓器梗塞を繰り返し，慢性心不全増悪にて死亡．剖検所見より心筋障害の成因として筋炎，APSによる虚血，血管内皮障害などの複合的な病因の関与が示唆された．

症例：53歳，女性．
主訴：腹痛，発熱．
既往歴：48歳：急性胆管炎．
家族歴：特記事項なし．
現病歴：昭和53年7月より両下肢の脱力感，歩行起立障害が出現し筋原性酵素の上昇，筋電図，筋生検の所見より多発性筋炎と診断され，betamethasone 3 mg/日の投与にて症状軽快．昭和58年，急性膵炎で入院，心房性期外収縮（PAC），心室性期外収縮（PVC）の多発，左室のdiffuse hypokinesisがあり，収縮期駆出率（EF）0.52と心機能の低下が認められた．内腔の拡大はなく壁厚も正常であったため，多発性筋炎の部分症状としての心筋炎による心筋障害と考え，心機能低下に対してdigoxinの内服を開始．昭和61年，再び動悸およびPAC，PVCの多発を認めたためmexiletine hydrochloride 200 mg/dayの投与を開始．心臓超音波ではEF 0.35と心機能低下の進行を認めた．平成7年，レイノー現象，手指腫脹，抗U1-RNP抗体陽性であり，皮膚硬化，食道拡張，%VC低下，肺線維症など強皮症様症状があることより，MCTDと診断名を変更された．平成12年3月，回盲部穿孔で小腸切除術を施行されたが，切除組織より明らかな血管炎所見は認められなかった．平成14年3月6日，小脳梗塞にて緊急入院し，抗β_2GP1カルジオリピン抗体および抗カルジオリピンIgG抗体陽性より，APS

と診断された．脳室の拡大・水頭症が認められ緊急ドレナージ術を施行．3月14日，右下肢の急性動脈閉塞症を併発，heparin sodiumによる抗凝固療法にて改善し，warfarin potassiumが投与されていた．9月1日より腹痛，発熱が出現したため3日近医へ緊急入院となった．腹膜刺激症状および著明な炎症があり，腹部CTにて上腸間膜動脈拡張の所見が認められたため，上腸間膜動脈閉塞症の診断にてheparin sodiumを投与開始し，急激に腹痛の軽減が見られたが，家族の希望のため9月6日当院へ転院となった．

入院時現症：体温38℃，血圧95/60 mmHg，脈拍105/min・不整，呼吸数18/min．意識清明，眼瞼結膜蒼白，頸部リンパ節触知されず，静脈怒張なし．胸部I・II音不整，III・IV音は聴取されず，心雑音なし．両下肺野にVelcroラ音を聴取．臍部を中心にびまん性に圧痛・反跳痛あり．

検査所見：白血球数2.95万/μl，好中球90.8%，ヘモグロビン8.2 mg/dl，血小板65.6万/μl．CRPは30.9 mg/dlと著明上昇．凝固系はPT 21.8秒（正常12.2秒），APTT 62.2秒（対照37.5秒）といずれも延長（heparin投与後）．肝機能，腎機能に異常なし．抗核抗体160倍（speckled），抗DNA抗体（RIA法）3.5 IU/ml，抗U1-RNP抗体陽性，抗Sm抗体，抗SS-A抗体，抗SS-B抗体，抗Scl-70抗体はいずれも陰性．抗β_2GP1カルジオリピン抗体3.7 U/

---

1) 順天堂大学膠原病内科学講座　　2) 同　病理学講座第二

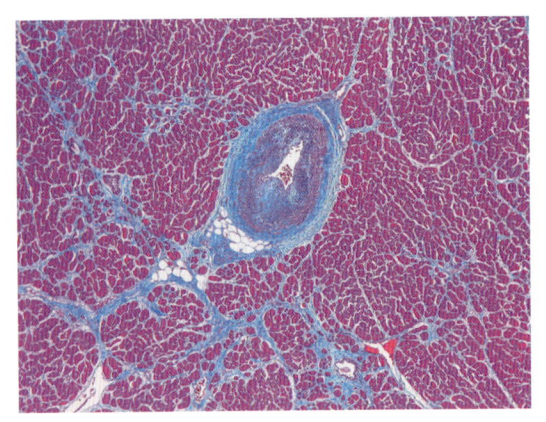

図1 心内膜下細動脈の内膜線維性肥厚による狭窄(Azan染色)

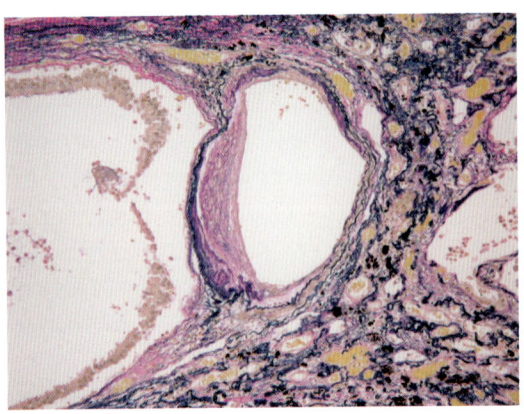

図2 肺気管支動脈内膜の不規則な線維性肥厚(EVG染色)

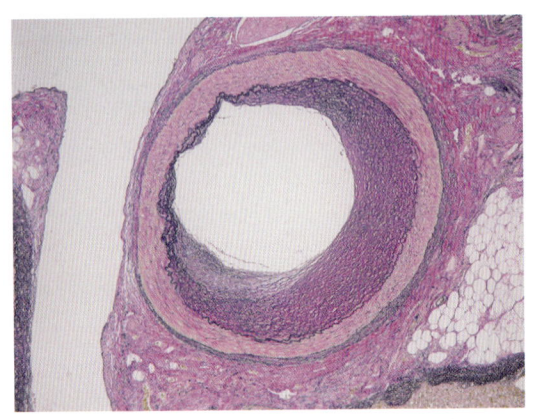

図3 脾動脈内膜線維性肥厚(EVG染色)

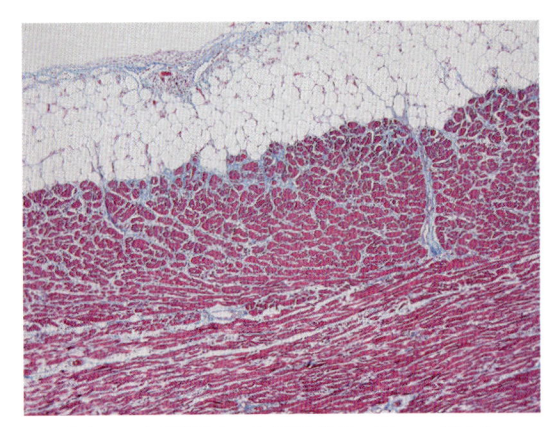

図4 心外膜下の心筋線維化(Azan染色)

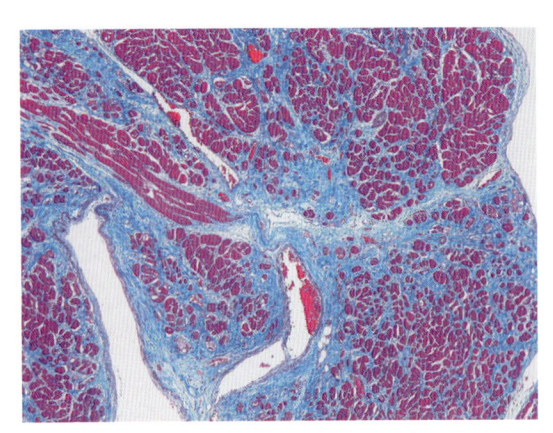

図5 心静脈血栓(Azan染色)

mml（基準値：3.5U/ml未満）と軽度上昇、ループスアンチコアグラント陰性、クリオグロブリン陰性．心電図ではpoor R wave progression、胸部X線・胸部CTでは両側肺底部を中心に網状影を認めた．

入院後経過：上腸間膜動脈閉塞症の診断で、heparin sodium投与を開始したところ劇的に腹痛の改善を認め、炎症反応の陰性化を認めた．しかし、その後癒着性イレウスを発症、保存的治療を試みたが改善を認めず、また心機能の著しい低下(EF 0.2)のため開腹術は不可能であると判断された．保存的治療を継続していたが、慢性心不全の急性増悪のために死亡した．

剖検所見：
 1．全身の中小動脈内皮障害：心（図1），肺（図2），肝，脾（図3），膵，腎の中小動脈において、内皮の線維性肥厚を巣状分節状に認める．消化管では軽度である．心においては、心内膜下の細動脈に狭窄化の所見が高度であり、そのためほぼ全周性の心内膜下梗塞をきたしている．
 2．筋組織萎縮および線維化：横紋筋組織

(舌)，平滑筋組織（食道，胃，小腸，結腸），および心筋組織（図4）に，筋線維の萎縮と間質の線維化（膠原線維・弾性線維両方）を認める．

3．多発性動静脈血栓：心（図5），膵の静脈，両腸骨動脈，肺動脈内に多発性の血栓形成を認める．

死因：慢性左心不全急性増悪，呼吸不全．

問題点：心筋障害・左室機能低下の原因．

考察：多発性筋炎にて発症し（後にMCTDに病名変更），betamethasone 3 mg/日の投与にて筋炎・筋症状の改善を認めたが，後に心機能低下を指摘されている．多発性筋炎は骨格筋において持続性炎症を起こし，臨床的には四肢の近位筋の筋力低下を呈する疾患として知られているが，この場合心筋においても炎症が起きていると推察される．治療前の高CPK血症を呈する筋炎の症例で，心筋に特異性が高いトロポニンTを測定すると，多くの症例で上昇していることが経験される．

しかし，多発性筋炎のみで臨床的に心機能低下が明らかになる症例はまれである．MCTDでは高頻度に心筋組織に心筋線維の萎縮，線維化，免疫グロブリンの沈着が見られるとする報告もある．この症例の場合は，剖検所見に見られるように多数の臓器および心筋に中小動脈内皮障害が見られた．原因不明の急性膵炎，回盲部穿孔，無石性胆嚢炎などを繰り返しており，同部位における血管炎の関与が疑われるが，生前に組織学的にその所見を証明することはできなかった．また，臨床的にAPSによる臓器梗塞を繰り返しており，剖検所見に見られるように心筋を含む多数の臓器に多発性の血栓形成を認めている．これらの病態が複合的に心筋障害，ひいては左室機能低下を引き起こしたと考えられた．

参考文献

1）梁　広石，他：心筋炎および自己免疫性膵炎を認めた混合性結合組織病の一症例．Modern Physician 24：1425-1427, 2003

2）東條　毅，他：混合性結合組織病．血管炎；316-323，橋本博史編，朝倉書店，東京，2001

オーバーラップ症候群

難治性ループス腎炎に真菌感染症を併発した
オーバーラップ症候群の一例

松下雅和[1]　脇屋　緑[2]

要旨：症例は56歳女性．全身性エリテマトーデス（systemic lupus erythematosus：SLE），全身性硬化症（systemic sclerosis：SSc）のオーバーラップ症候群にループス腎炎を併発した症例．経過中，血小板，白血球減少症などが見られたが，ステロイド剤の投与で改善していた．その後SLEの急激な悪化を認め，ステロイド大量療法を行ったが治療抵抗性であり，汎血球減少症，ループス腎炎による腎不全から全身状態の悪化を認め，アスペルギルス感染症から多臓器不全となり死亡した．

症例：56歳，女性．
主訴：発熱，下肢の浮腫．
家族歴：父：気管支喘息，肺癌，胃癌．
現病歴：昭和58年に手指の皮膚硬化，レイノー現象を自覚し近医を受診した．血液検査で抗Scl-70抗体陽性からSScと診断された．この年に間質性肺炎を併発したがprednisolone（PSL）の投与で軽快した．平成9年4月に関節痛，日光過敏症が出現し血小板減少，リンパ球減少，抗二本鎖DNA抗体高値，蛋白尿を認めた．臨床症状，検査所見からSLEとSScのオーバーラップ症候群にループス腎炎が併発した病態が考えられた．PSL 40 mg/dayを開始され経過良好でPSLを漸減した．その後，血小板減少，白血球減少症が再び出現したためPSLを30 mg/dayに増量したが改善が見られず，さらに尿蛋白量が増加したため同年7月2日当院へ転院となった．

入院時現症：身長159 cm，体重60 kg，体温36.7℃，血圧142/60 mmHg，脈拍72回/min・整，意識清明，胸部，腹部ともに特記すべき所見なし，両下腿に浮腫を認める，両手指に皮膚硬化，レイノー現象を認める．

検査所見：白血球数は，3700/μlであったがリンパ球数は537/μl，血小板数は6.1/μlと低下していた．肝機能は正常であったが血清クレアチニン（Cr）は1.19 mg/dlと腎機能の悪化を認めた．さらに抗DNA抗体（RIA法）は116.5（＜6.0）IU/ml，免疫複合体（抗C3d法）は26.1（＜13）μg/mlと高値であり血清補体価は14.5単位と低下していた．血小板関連IgG（platelet associated IgG：PAIgG）は1182.5 ng/10^7cellと高値であった．抗Sm抗体は陰性であったが抗Scl-70抗体は陽性であった．尿所見では赤血球円柱，硝脂肪円柱，顆粒円柱などの多彩な沈渣と4～5 g/dayの蛋白を認めた．

入院後経過：入院時，発熱，リンパ球減少および血清補体価の低下，多彩な沈渣を伴う蛋白尿を認めた．全身状態が不良で，血小板の減少もあり腎生検は施行できなかったがSLEの増悪が考えられた．PSLを50 mg/dayに増量したが，改善が見られなかったため，methylprednisolone 500 mg/day 3日間のステロイドセミパルス療法を行った．しかし尿量減少および血清Cr値の上昇を示したため血漿交換療法（二重膜濾過法）および体外限外濾過も行った．その後も改善が見られず全身状態の悪化から肺炎をはじめとした多臓器にわたる感染症を併発した．血液検査でβ-Dグルカンの高値，血液培養で緑膿菌が検出され播種性血管内凝固症候群となった．ステロイド薬に加え抗真菌薬，抗凝固薬なども投与したが治療に反応せず，同年

1）順天堂大学膠原病内科学講座　　2）同　病理学講座第二

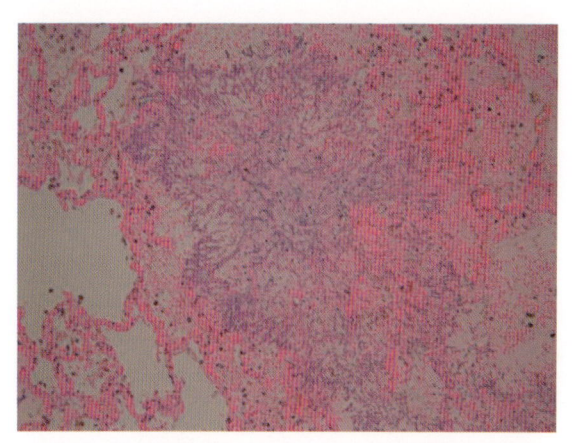

図1　肺（弱拡大）：出血，好中球浸潤などの強い炎症像が見られる．

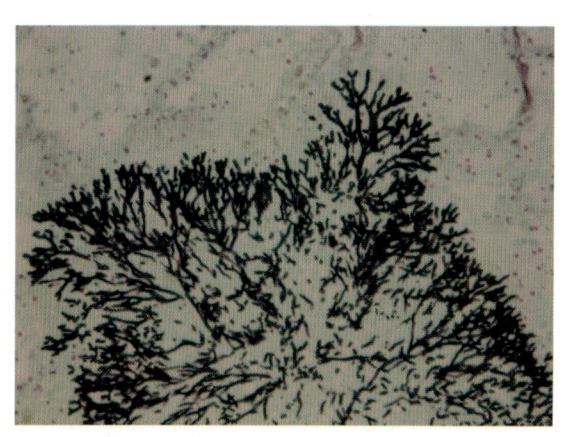

図2　肺（強拡大）：肺胞内に有節で二分岐を繰り返すアスペルギルス菌体が証明される（グロコット染色）．

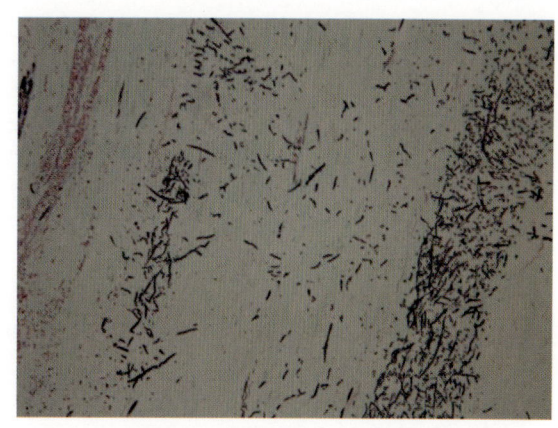

図3　心：出血，好中球浸潤，核の消失など亜急性心筋梗塞の所見が見られ，血管壁にはアスペルギルスが確認される（グロコット染色）．

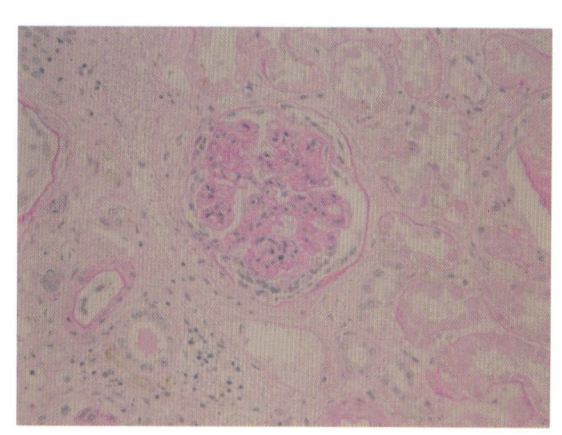

図4　腎：糸球体の減少が著明で硝子化した糸球体も多く認められる．糸球体はメサンギウム細胞の増殖，分葉性変化，capsular adhesion, onion-skin lesion, 半月体形成などを呈している．

8月22日死亡した．

　剖検所見：
　1．肺；出血斑が散在し，肺胞内に有節のアスペルギルス菌体を認める（図1, 2）．
　2．心；血管壁にアスペルギルス菌体が確認され，同感染に伴う塞栓，血栓症が見られる（図3）．
　3．脳；アスペルギルス菌体の脳質内浸潤による塞栓，出血が見られる．
　4．胃；粘膜下動脈腔内にアスペルギルスの菌体を認め，同感染に伴う塞栓が見られる．
　5．腎；糸球体の減少が著明．メサンギウム細胞の増殖，分葉性変化，capsular adhesion, onion-skin lesion, 半月体形成，尿細管の壊死像など多彩な所見を呈している（図4）．

　死因：真菌血症．

　問題点：SLEの治療にステロイド薬の大量投与を行った症例であるが，経過中に真菌感染症を併発した．SLE自体がcompromised hostとなりうるが，大量のステロイド薬，免疫抑制薬を投与することによりなおいっそうの注意が必要となる．

　考察：SLEは多臓器に障害をもたらすが，なかでもループス腎炎はSLEの経過，予後に影響を与える重要な病態である．近年，ステロイド薬や免疫抑制薬，血漿交換療法の導入により予後の著しい改善が得られている．

ループス腎炎は，病理学的所見からWHOの分類でI型からV型に分類されておりその組織型により治療法，予後が異なる．本症例は，血小板数の低下，低蛋白血症などが存在し腎生検の施行が困難であった．しかし尿所見，血液所見などからWHO IV型であることが推測された．血小板数の低下に伴いPAIgGの高値を認めたため，複数回のステロイドパルス療法，さらには血漿交換療法も併用した．本症例では腎機能の悪化，血小板数，リンパ球数減少が著明であったため，免疫抑制薬より先に二重膜濾過法を施行した．

　SLEは疾患自体でもcompromised hostになりうるとされているが，特にループス腎炎の併発およびそれに対する免疫抑制療法によって，ガンマグロブリンやリンパ球の減少，機能低下をきたすため致死的な感染症を引き起こすことが多く，特に真菌症は診断が困難なことも多いため注意すべき感染のひとつであると考えられる．

参考文献：

1）戸叶嘉明，他：ループス腎炎の病型と予後．リウマチ科 25：185-189, 2001

2）Boumpas DT, et al：Controlled trial of pulse methylprednisolone versus two regimens pulse cyclophosphamide in severe lupus nephritis. Lancet 340：741-745, 1992

3）Katz A, et al：Aspergillosis in systemic lupus erythematosus. Semin Arthritis Rheum 26：635-640, 1996

オーバーラップ症候群

間質性肺炎が急速に進行した皮膚筋炎と全身性エリテマトーデスのオーバーラップ症候群の一例

多田久里守[1]　脇屋　緑[2]

要旨：発熱，関節炎，呼吸苦を主訴に入院となった53歳の男性．全身性エリテマトーデス（systemic lupus erythematosus：SLE）と皮膚筋炎（dermatomyositis：DM）のオーバーラップ症候群，間質性肺炎，ループス腎炎と診断．入院後間質性肺炎が急速に進行したためステロイドパルス療法，cyclosporine A（CyA）投与，cyclophosphamide 間欠大量静注療法を行ったが効果なく，死に至った．

症例：53歳，男性．
主訴：発熱，関節痛．
既往歴：38歳：髄膜炎，52歳：高血圧．
家族歴：父：糖尿病．
現病歴：平成14年12月末より咽頭痛，微熱が出現し平成15年1月4日に近医を受診．上気道炎と診断され抗菌薬，感冒薬を処方された．しかし改善なく，38℃台の発熱が持続．近医での血液検査でリウマトイド因子陽性であることから膠原病が疑われ1月21日当科を紹介受診．胸部X線上，間質性肺炎を認め，精査加療目的で入院となった．

入院時現症：身長169 cm，体重61 kg，体温36.7℃，血圧140/80 mmHg，脈拍72/min，意識清明，眼球眼瞼結膜異常なし．胸部心音異常なし，両下肺にVelcroラ音を聴取する．腹部に異常を認めず，四肢に浮腫を認めず，体表リンパ節触知せず．頸部から肩にかけての筋肉痛を認める．両手指PIP, DIP関節に腫脹，疼痛あり．両手背MP関節部に角化，落屑を伴う紅斑を認める．皮膚硬化なし，筋力低下なし．

入院時検査所見：尿検査では細胞性円柱と，尿蛋白3 g/day を認め，血液では白血球数 4100/μl（好中球83%，リンパ球11.5%），ヘモグロビン 12.5 g/dl，血小板数 14.2万/μl，APTTの軽度延長，ALT 75 IU/l，AST 60 IU/l，LDH 944 IU/l，CPK 265 IU/l，アルドラーゼ 10.7 mU と筋原性酵素の上昇を認めた．抗核抗体80倍（speckled type）で抗DNA抗体は陰性であった．抗U1-RNP抗体，抗Sm抗体は陽性，抗Jo-1抗体は陰性であった．免疫グロブリンは正常であった．CH_{50} 57.5単位，KL-6は1320（<500）U/ml と上昇していた．動脈血ガス分析では PCO_2 40.8 mmHg，PO_2 73.2 mmHg と低酸素を認めた．

入院後経過：入院時関節痛，腎障害，リンパ球減少，抗Sm抗体陽性，抗核抗体陽性よりSLEの診断基準を満たし，皮膚症状（手背MP関節の紅斑，角化→生検で中等度のリンパ球浸潤あり），筋の把握痛，筋原性酵素の上昇，全身性炎症反応よりDMのオーバーラップ症候群と診断した．また入院時の胸部X線上両下肺に間質影を，胸部CT上は両下肺だけでなく中〜上肺野にも及ぶ間質影を認めた．間質性肺炎が急速に進行したため1月31日よりステロイドパルス療法（methylprednisolone 1000 mg/day×4日間）とCyA投与を開始．後療法prednisolone（PSL）60 mg/day とし一時酸素分圧，間質影の改善を認めたが再び悪化．2月6日より2回目のステロイドパルス療法（methylprednisolone 1000 mg/day×3日間）施行．しかし2月8日より発熱，CRP上昇，播種性血管内凝固症候群（disseminated intravascular

1) 順天堂大学膠原病内科学講座　2) 同　病理学講座第二

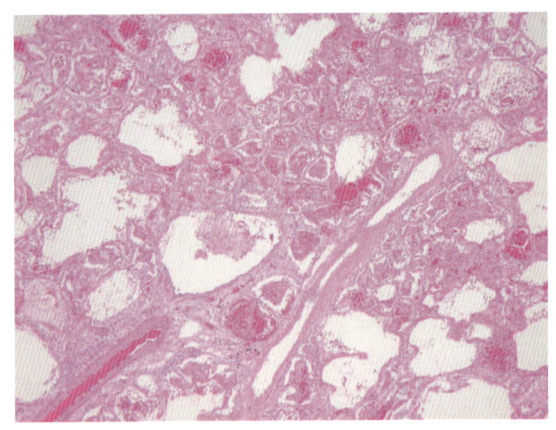

図1 硝子膜の形成を伴った肺胞構造の破壊，肺出血（HE染色）

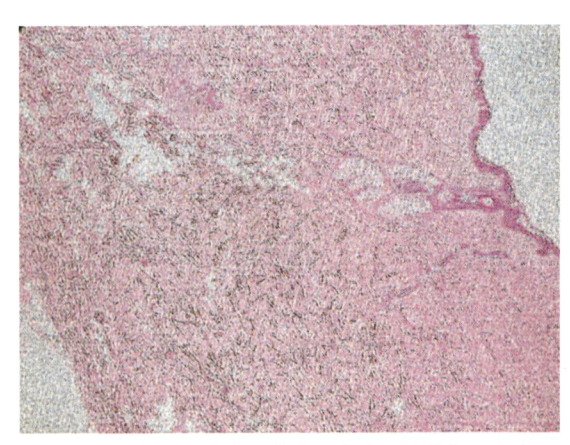

図3 表皮の菲薄化，真皮の高度な線維化，皮膚付属器の減少（HE染色）

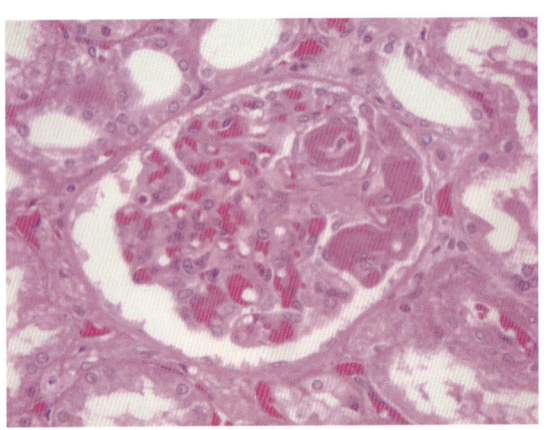

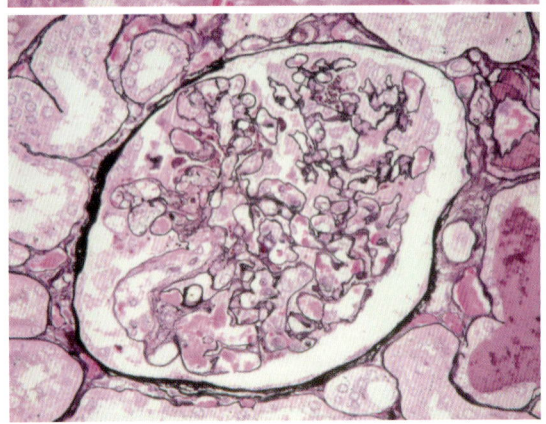

図2 上：糸球体分節状のフィブリノイド壊死（HE染色）
　　下：血管壁の肥厚，基底膜下への免疫複合体の沈着（PAM染色）

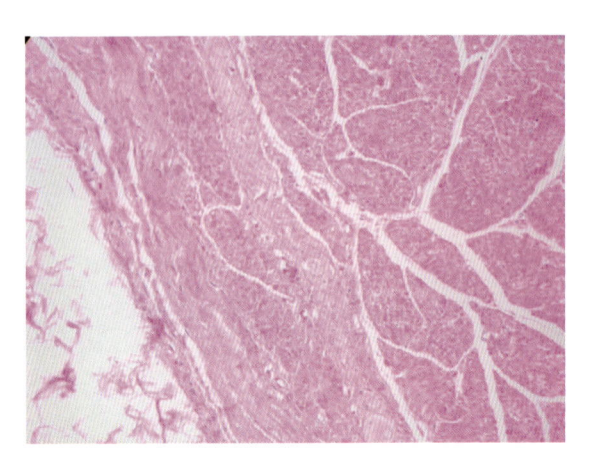

図4 腸管の固有筋層の線維化と染色上異染性を認める（HE染色）．

coagulation：DIC）の合併を認め，抗菌薬変更，ガンマグロブリン製剤，gabexate mesilate投与を開始．2月12日にはCyAによる白血球減少が進行し減量，G-CSF投与．白血球が回復した後に2月16日cyclophosphamide間欠大量静注療法（500 mg）を施行．しかしその間も動脈血酸素濃度は悪化し2月17日より3回目のステロイドパルス療法を開始．しかしその日昼過ぎより血圧低下，死亡した．

　剖検所見：両側全肺野にわたり蜂巣肺を呈する陳旧性の部分から，硝子膜の形成を伴い肺胞構造の破壊を認める活動性の部分までが混在する（図1）．正常部分はほとんど見られない．広範囲な肺胞出血を伴う．また，両肺散在性に好中球の浸潤

を認め一部では膿瘍を伴う．腎は皮質の菲薄化を認め，組織学的にはメサンギウムの増大，メサンギウム細胞の増加，係蹄壁の軽度肥厚，血管内血栓の形成，糸球体硬化像を巣状結節状に認める（図2）．ほぼすべての糸球体に病変を認め，WHO分類IV型のびまん性ループス腎炎である．脾臓は新鮮な血管炎と陳旧性のonion-skin lesionを認める．皮膚は表皮の菲薄化，真皮の膠原線維の増生，付属器の減少を認める（図3）．また，付属器が膠原線維内に埋没しており皮膚筋炎に相当する．骨格筋には一部に空胞変化を認めるがリンパ球浸潤などの活動性の所見は認めない．平滑筋には固有筋層の線維化，萎縮と染色上異染性を認める（図4）．

　死因：間質性肺炎，肺胞出血による呼吸不全．

　問題点：急激に進行した間質性肺炎の病理学的な診断について．

　考察：急激に進行する間質性肺炎が筋炎，特にamyopathic DMに合併することがあり，組織学的にはDAD（diffuse alveolar damage）を呈する．本症例の場合，DADの所見は認めなかった．画像上，蜂窩肺はごくわずかにあるもののNSIP（non-specific interstitial pneumonia）と考えており，病理組織上は，蜂窩肺を呈する陳旧性の部分から，硝子膜の形成を伴い肺胞構造の破壊を認める活動性の部分までが混在していた．間質性肺炎にサイトメガロウイルス感染などが合併することにより間質性肺炎の治療効果が悪いという報告もあるが，本症例ではサイトメガロウイルス肺炎の合併は認めなかった．また，呼吸不全の原因として肺出血もあげられるが，動脈壁には血管炎の所見は認めず，DICによる可能性も考えられた．今後本症例のような急激に進行し治療抵抗性の間質性肺炎症例の蓄積が必要と考える．

参考文献

1）特集　膠原病肺病変の診療の進歩，リウマチ科23：第1号，2000

2）土肥　眞：膠原病肺に伴う肺病変．治療学36：631，2002

オーバーラップ症候群

間質性肺炎を伴った全身性硬化症と皮膚筋炎のオーバーラップ症候群の一例

山田浩史[1]　松岡周二[2]

要旨：42歳，男性，全身性硬化症（systemic sclerosis：SSc），皮膚筋炎（dermatomyositis：DM）のオーバーラップ症候群の長期経過例．間質性肺炎を認めており長期間ステロイド療法および血漿交換療法を施行されていたが，間質性肺炎の緩徐な増悪により平成4年より在宅酸素療法が開始されていた．平成15年9月より労作時呼吸困難が出現し，10月7日に緊急入院となった．ステロイド薬，抗菌薬などの投与を行ったが改善が得られず，翌日に死亡した．剖検では全葉にわたる間質性肺炎に気管支肺炎の合併が認められた．

症例：42歳，男性．
主訴：呼吸困難，動悸．
既往歴：28歳・32歳：帯状疱疹，29歳：大腸ポリープ，35歳：白内障．
家族歴：父：胃癌．
現病歴：昭和55年5月，発熱，多発関節痛，全身筋肉痛を認め他院を受診．膠原病が疑われ，当院紹介受診となった．DMと診断され，間質性肺炎の合併も認められた．翌年にはレイノー現象が出現，抗U1-RNP抗体は陽性であったが広範な皮膚硬化が認められ，DMとSScのオーバーラップ症候群と診断された．間質性肺炎に対しステロイド療法（betamethasone 4 mg/dayより漸減）が開始され，平成元年からは血漿交換療法も併用されていたが，徐々に間質性肺炎が増悪し，平成4年には在宅酸素療法の導入となり，その後も慢性呼吸不全の進行を認めていた．今回，平成15年9月15日頃より労作時呼吸困難が出現し自宅で経過をみられていたが，10月7日に呼吸困難増悪，動悸を主訴に来院し同日緊急入院となった．
入院時現症：身長160 cm，体重41.5 kg，体温36.9℃，血圧132/64 mmHg，脈拍120/min，呼吸数32/min，意識清明，眼球結膜黄染なし，眼瞼結膜貧血なし，表在リンパ節触知せず，胸部

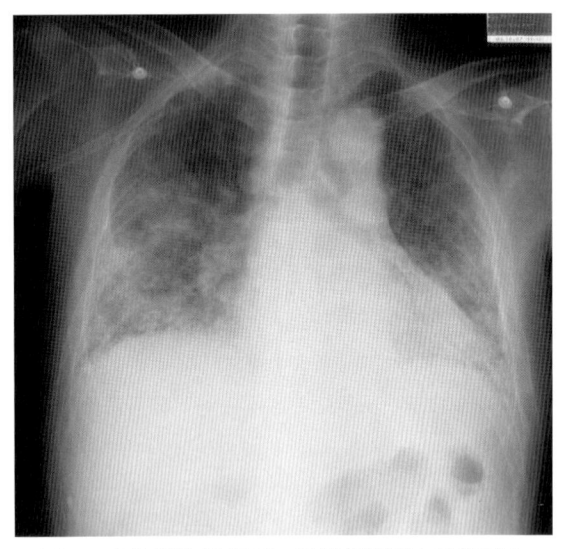

図1　入院時胸部X線：粒状網状影と蜂巣肺を認める．

心雑音なし，両下肺野を中心に乾性ラ音が聴取された，腹部平坦・軟，圧痛なし，腸蠕動音やや減弱，四肢浮腫なし，手指潰瘍あり（左第III指切断後）．
入院時検査所見：白血球数が2.21万/μl，血小板が46.8万/μlと増加し，CRPは8.8 mg/dl，

1）順天堂大学膠原病内科学講座　　2）同　病理学講座第二

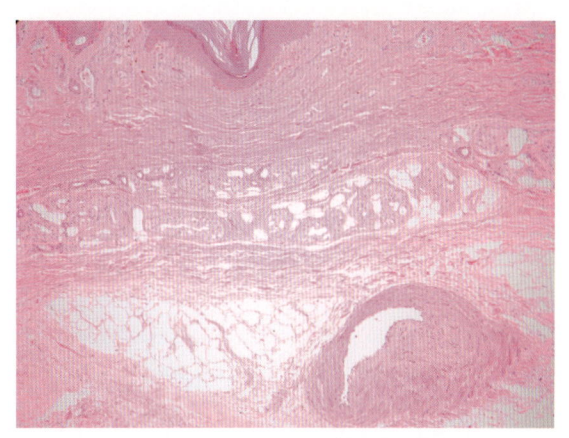

図2 皮膚（HE染色）：膠原線維の増加，真皮内血管の肥厚と内腔の狭小化を認める．

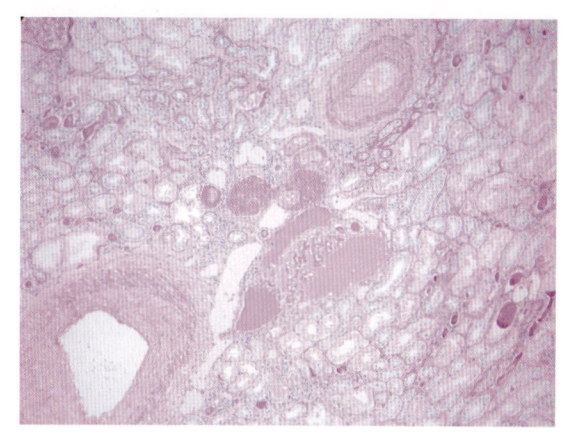

図5 腎臓（HE染色）：糸球体の一部硬化，細動脈内膜の肥厚を認める．

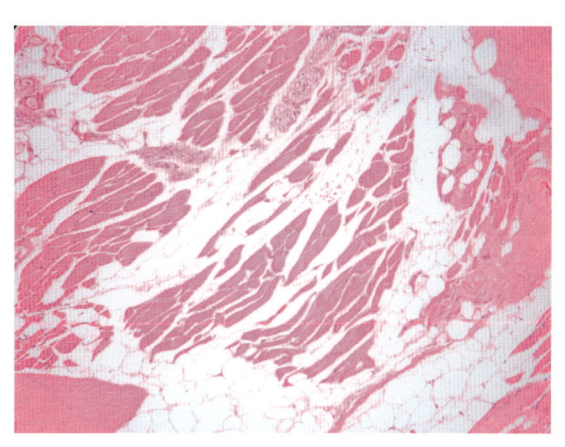

図3 筋肉（HE染色）：萎縮を認める．

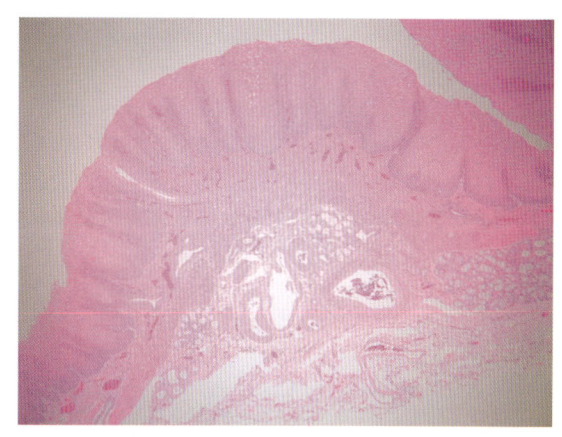

図6 食道（HE染色）：粘膜下組織の膠原線維の増生，細動脈の肥厚を認める．

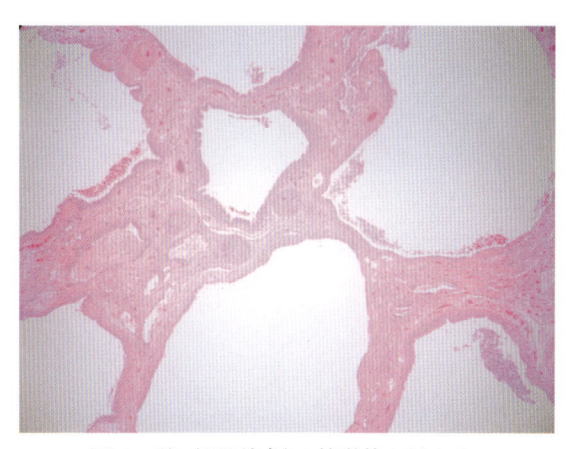

図4 肺（HE染色）：蜂巣状を呈する．

赤沈は 120 mm/hr と炎症反応を認めた．凝固異常は認められず，生化学検査では LDH が 1109 IU/l と肺由来の高値を示したが，肝機能および腎機能は正常であった．抗核抗体 40 倍（speckled type），抗 U1-RNP 抗体，抗 SS-A 抗体は陽性であった．抗 DNA 抗体，抗 Scl-70 抗体，抗 Jo-1 抗体，抗 SS-B 抗体は陰性で血清補体価は軽度上昇し，免疫グロブリンは正常であった．抗好中球細胞質抗体は陰性であった．また，血清 KL-6 は 1030（＜500）U/ml と高値を示した．動脈血ガス分析では酸素 5 l/min 下にて PCO$_2$ 39.3 mmHg, PO$_2$ 53.1 mmHg と低酸素血症を呈していた．

入院後経過：胸部 X 線にて間質性肺炎の増悪と

気管支肺炎の併発が疑われた．ステロイド薬と抗菌薬の投与を行い，酸素投与下で一時，PO_2 90 台まで改善したが，翌日早朝より再度呼吸状態の悪化を認め，午前 10 時 57 分に呼吸不全にて死亡した．

剖検所見：

1．皮膚症状：皮膚は全般に赤紅色調で組織学的には膠原線維の増加，真皮内血管の肥厚と内腔の狭小化，脂腺，汗腺，毛嚢の減少を認める（図2）．手指においては硬化し，茶褐色で光沢があり，潰瘍形成も認める．

2．筋肉：肋間筋，横隔膜において萎縮を認め（図3），一部硝子化を認める．

3．肺：両肺（左 400 g，右 700 g）上葉は出血調で含気がない．中下葉は広範囲で蜂巣状を呈する部位を多数認め（図4），気管支周囲には内に膿汁の貯留を認めるところもある．組織学的には全葉にわたり間質性肺炎の像を呈し，胞壁にはリンパ球浸潤があり硝子膜変性を認める．胸膜は肥厚している．血管は中内膜が肥厚しており，血管腔が狭小化し，肺胞腔内には赤血球，剥離上皮，フィブリン，大食細胞などが充満している．両気管支内には大量の喀痰を認め，特に右肺下葉の肺巣内には大量の膿の貯留を認め，気管支肺炎の合併が考えられる．

4．腎臓：（左 120 g，右 100 g）糸球体の一部に硬化を認め（図5），メサンギウム細胞の増殖が認められる．蛋白円柱も多数認める．細動脈内膜壁の肥厚から内腔狭小化も認める．

5．食道：粘膜内組織の膠原線維の増生を認め，細動脈壁の肥厚も認める（図6）．

6．腸管：大腸全域に多数の憩室を認める．

7．右室拡大：心（400 g）右室の拡張を認める．左室も軽度の肥大を認める．

死因：呼吸不全．

問題点：急速な呼吸不全悪化の原因および間質性肺炎の急性増悪の有無．

考察：本症例は間質性肺炎を合併した SSc と DM のオーバーラップ症候群の一例である．間質性肺炎は UIP（usual interstitial pneumonitis）パターンを呈し，蜂巣肺も高度であることなどから DM よりも SSc に合併する間質性肺炎に類似していた．SSc における間質性肺炎の出現率は 60〜80％で膠原病中もっとも高頻度であり，胸部 X 線で異常が認められなくても，肺拡散能の低下が認められることも多い．SSc に伴う間質性肺炎の予後は一般的に良好であるといわれているが，他の膠原病とのオーバーラップ症候群の場合は進行型の頻度が高いという報告もある．本症例では緩徐に呼吸不全が進行し，慢性呼吸不全の状態に感染による気管支肺炎を合併し急速な呼吸不全悪化をきたしたと考えられた．

また本症例は剖検では強皮症によると考えられる腎障害も指摘されているが，経過中に強皮症腎を疑わせる所見は認めらなかった．

参考文献

1）White B：Interstitial lung disease in Scleroderma. Rheum Dis Clin Norse Am 29(2)：371-390, 2003

2）坂田師道, 猪熊茂子：強皮症の肺線維症．診断と治療 85：55-60, 1997

オーバーラップ症候群

難治性で進行性の消化管機能不全を認めた
オーバーラップ症候群の一例

浅野正直[1]　　信川文誠[2]

要旨：レイノー現象にて発症した全身性硬化症（systemic sclerosis：SSc）であり，経過中多発性筋炎を合併し，オーバーラップ症候群と診断された症例．筋炎に対する治療は奏功したが，消化管機能不全が難治性であり，反復する機能性イレウスを生じ，小腸瘻造設術を施行後に急性呼吸促迫症候群（acute respiratory distress syndrome：ARDS）を併発し死亡に至った．

症例：66歳，女性．
主訴：腹部膨満感，嘔吐．
既往歴：特記事項なし．
家族歴：母親・姉：変形性関節症，長男：気管支喘息．
現病歴：平成11年冬頃より手指のレイノー現象を認め，平成12年3月より手指のむくみ，両膝など全身の関節痛を認めた．皮膚硬化が出現しており，同年6月他院にてSScと診断され，D-penicillamineが開始されたが，蕁麻疹が出現したため中止，保存的に治療されていた．また強い胸焼けを自覚し逆流性食道炎と診断，H_2ブロッカー，プロトンポンプインヒビターで治療されていたが，慢性的な症状は持続していた．
　平成14年2月より両下肢のだるさ，筋肉痛，筋力低下を自覚し，2月15日当科外来初診，筋原性酵素の上昇あり，第1回目入院となった．筋電図，筋生検により陽性所見を認め多発性筋炎と診断されprednisolone（PSL）30 mg/日より開始された．経過中，小腸穿孔による腹膜炎を発症し，8月16日に回腸部分切除術を施行した．その後，筋炎は徐々に軽快し，筋力，摂食のリハビリのため，平成15年1月23日に他病院に転院したが，反復する腹部膨満感，悪心，出血性嘔吐，下痢があり，再手術も含めた検討のため平成15年9月22日当院当科再入院となった．

入院時現症：身長156 cm，体重27.5 kg，体温36.0℃，血圧122/78 mmHg，脈拍90/min，呼吸数20/min，意識清明，眼瞼結膜に貧血を認め眼球結膜に黄疸なし．胸部に心音・呼吸音に異常を認めなかった．腹部に圧痛など特記すべき所見なし．表在リンパ節は触知せず，浮腫も認めず．両側手指から前腕にかけて皮膚硬化と筋萎縮を認めた．
入院時検査所見：白血球数1.21万/μl（好中球91.5％，リンパ球3.5％）と上昇を認め，ヘモグロビン9.7 g/dlの貧血と血小板数59.9万/μlと上昇を認めた．凝固機能は正常．生化学上は肝機能，腎機能は正常であり，血清総蛋白5.5 g/dl，アルブミン3.3 g/dlと低蛋白血症を認めた．免疫血清学検査上はCRP 0.4 mg/dl，抗核抗体1280倍（speckled type），抗U1-RNP抗体陽性以外の特異的抗体は陰性であった．胸腹X線上では特記すべき所見なくイレウス像を認めなかった．
入院後経過：入院後，小腸造影検査では造影剤の停留傾向が認められたが，明らかな閉塞や狭窄部位はなく，腸管の運動機能不全により機能性イレウスが生じていると考えられ，手術の適応はなかった．中心静脈栄養（intravenous hyperalimentation：IVH）を持続し，食事を少量摂取

1）順天堂大学膠原病内科学講座　2）同　病理学講座第一

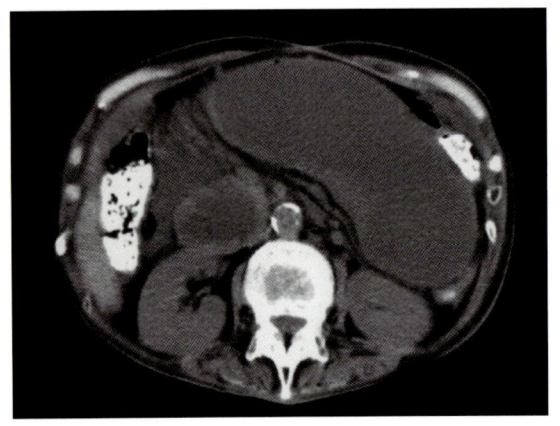

図1　腹部 CT：著明な腸管の拡張を認める．

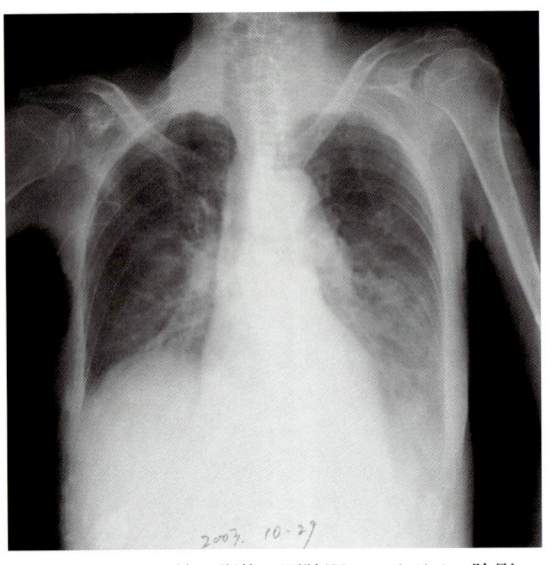

図2　胸部 X 線：術後に両肺野のスリガラス陰影を認めた．

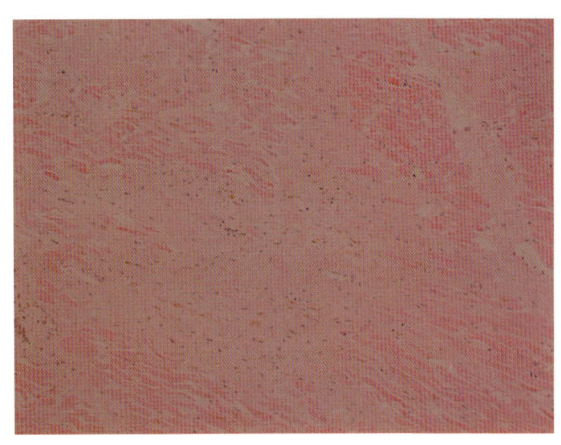

図3　心筋の脱落と線維化がみられる（HE 染色）．

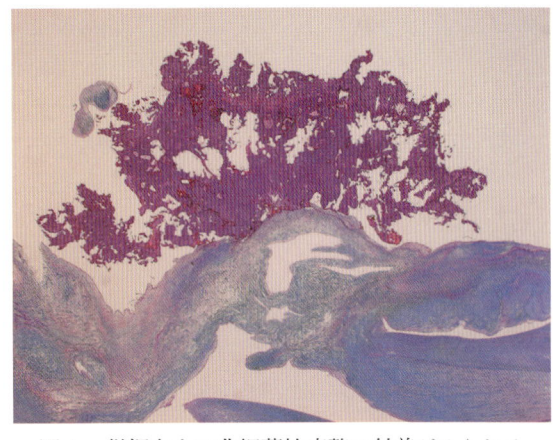

図4　僧帽弁上に非細菌性疣贅の付着がみられる（Azan 染色）．

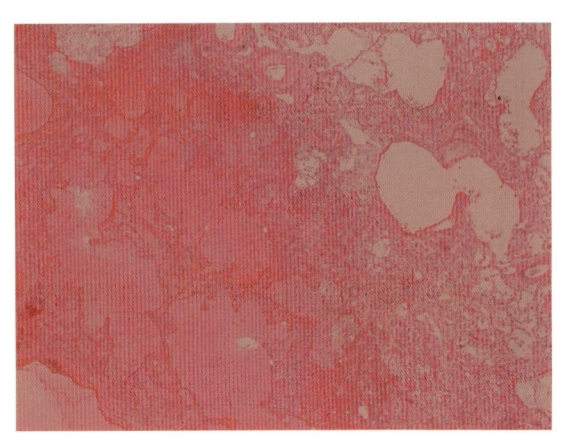

図5　肺水腫および出血がみられ，びまん性肺胞障害が認められる（HE 染色）．

していたがときに悪心嘔吐が見られた．腸管運動促進薬にて治療を行うが難治性であり，10月27日頃よりイレウス症状を呈した（図1）．イレウス管を挿入するが，十二指腸トライツ靱帯付近までしか挿入できず，内視鏡下での挿入も試みたが，ガイドワイヤー，造影剤も進行せず，腹圧も上昇したため，10月30日に緊急に小腸瘻造設術を施行し，約4000 m*l* もの腸液を排出し減圧した．しかし術後より急性呼吸促迫症候群（acute respiratory distress syndrome：ARDS）を発症し（図2），呼吸状態の急速な悪化を認め，気管内挿管し人工呼吸器管理となった．感染症に対して抗菌薬

を投与し，またARDSに対して，ステロイドパルス療法などを試みるが全身状態，呼吸状態とも改善せず，播種性血管内凝固症候群（disseminated intravascular coagulation：DIC）も併発し，11月13日に死亡した．

剖検所見：
1．全身性硬化症：
a）表皮は萎縮し浮腫がきわめて強いが，表皮内へのリンパ球浸潤などはほとんど見られなかった．
b）ほぼすべての消化管にわたり，線維性の変化が見られる．食道下部にびらんおよび潰瘍を認めた．
c）小腸穿孔および小腸腸瘻術後．
d）肺の小動脈，心臓（図3），消化管に弾性線維の肥厚を認める．
2．非細菌性血栓性心内膜炎（図4）および多臓器梗塞（心臓，脾臓，腎臓）．
3．びまん性肺胞障害（図5）．
両肺に浮腫および肺胞出血がみられ，胸水（900, 1100 ml）を伴っていた．

死因：びまん性肺胞障害および非細菌性血栓による心筋梗塞．

問題点：SScに伴う腸管蠕動不全，麻痺性イレウス．

考察：レイノー現象により発症し，後にSSc，筋炎を伴いオーバーラップ症候群と診断された症例である．筋炎は治療に反応していたが，消化管蠕動低下や吸収不良が著明で消化管機能不全を呈した．このため食事摂取がうまくゆかず，長期IVHを実行していたが，経過中に小腸穿孔，重度のイレウスを反復していた．このような症状はしばしばSScに見られうるが，metoclopramide（dopaminergic and cholinergic antagonist）やcisaprideにより改善せず慢性化重症化する例も多い．これらのなかで文献的にはerythromycinの経口投与によって消化管蠕動促進作用により改善した症例も散見される．また，type II collagenの経口投与により消化管機能の改善が見られた症例の報告もある．機序は経口トレランスによるものと想定されている．

本症例では術後ARDSをきたし，DICによる多臓器血栓を認めたと考えられる．

参考文献
1）Sjogren RW：Gastrointestinal motility disorders in scleroderma. Arthritis Rheum 37：1265, 1994
2）Emmanuel AV：Erythromycin for the treatment of chronic intestinal pseudo-obstruction of six cases with a positive response. Aliment Pharmacol Ther 19：687-694, 2004

血管炎症候群

治療抵抗性であった Wegener 肉芽腫症の一例

縄田益之[1] 熊坂利夫[2]

要旨：Wegener 肉芽腫症（Wegener's granulomatosis：WG）と診断されステロイドおよび cyclophosphamide 療法を施行したが肺病変進行，また下血を繰り返し死亡した．剖検により肺の壊死性血管炎・空洞病変，脾臓の壊死・梗塞，前立腺の梗塞，心臓の散在性の梗塞性壊死など全身の血管病変を認めたが腎臓は正常であった．

症例：46歳，男性．
主訴：鼻閉塞感．
既往歴：特記事項なし．
家族歴：特記事項なし．
現病歴：平成14年6月頃より鼻汁，鼻閉塞感を認めていたため近医耳鼻科受診し，アレルギー性鼻炎と診断され内服治療されたが症状改善せず，7月16日当院耳鼻科外来受診し，MRI にて鼻腔腫瘍と診断された．その後，7月23日に鼻腔の完全閉塞による呼吸苦出現したため救急外来受診し，緊急入院となった．
入院時現症：身長 168.7 cm，体重 72 kg，体温 37.1℃，血圧 140/82 mmHg，脈拍 78/min，整，呼吸数 15/min，栄養状態良好，体表リンパ節触知せず，胸部腹部は異常所見を認めず，皮膚所見として四肢に大小多数の結節を認め，最大で直径 4 cm．左眼瞼腫脹あり，鞍鼻で鼻腔完全閉塞を認め，口唇腫大，口腔潰瘍を多数認めた．
入院時検査所見：白血球数 2.12 万$/\mu l$，CRP 35.2 mg/dl と炎症所見は著明で，ALP 818 IU/l，GPT 56 IU/l，γ-GTP 404 IU/l と軽度上昇および LDH 1076 IU/l と高値を認めた．Proteinase 3-antineutrophil cytoplasmic antibody（PR3-ANCA）は 43（正常＜20）EU と高値で，その他の自己抗体は陰性．入院時画像所見として胸部X線，および胸部 CT 上では明らかな異常は認めず．また，咽頭，喀痰，尿の培養を施行したが陰性．心電図は正常範囲であった．
入院後経過：鼻腔腫瘍摘出術を施行した．鼻腔粘膜の病理組織検所見（図1）は強拡大像で好中

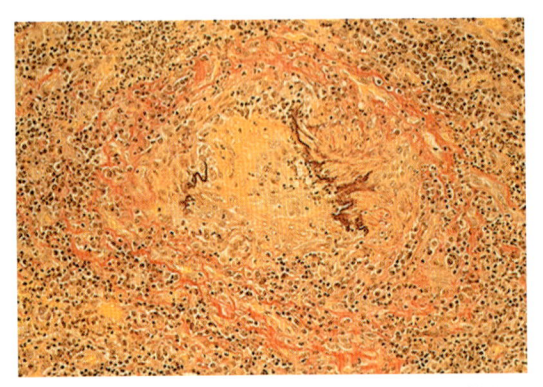

図1 鼻腔粘膜組織 EVG 染色，×100 倍強拡大

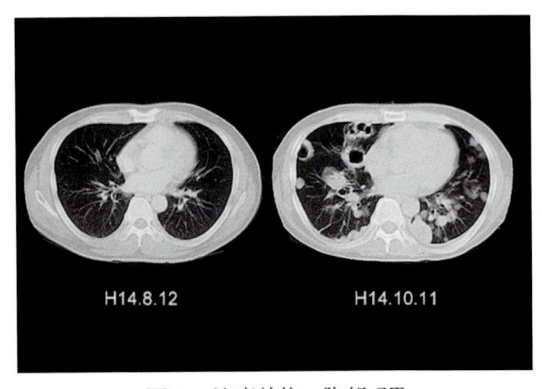

図2 治療前後の胸部 CT

1) 順天堂大学膠原病内科学講座　2) 同　病理学講座第一

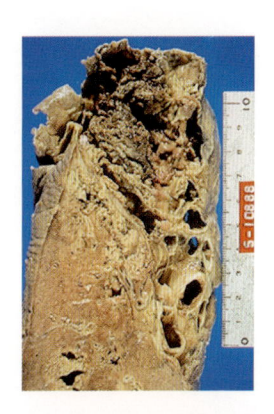

図3 左肺上葉 S3 の接写像

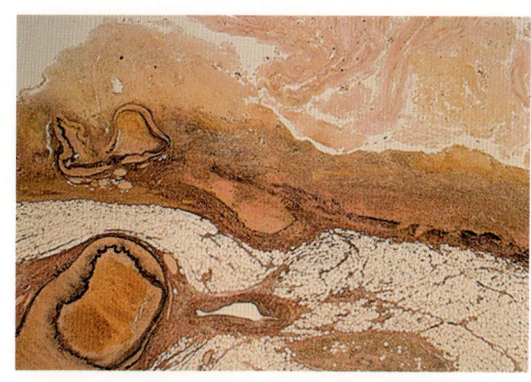

図7 脾臓の肥厚した被膜周辺の EVG 染色，×15 倍

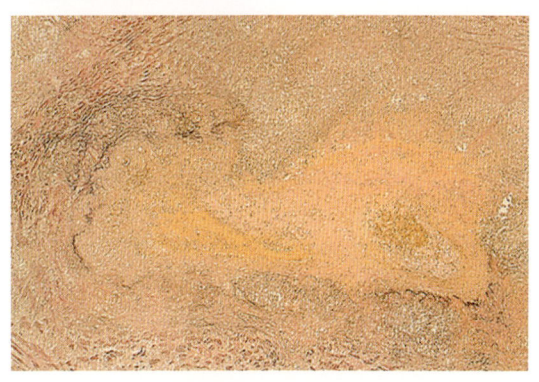

図4 肺組織 EVG 染色，×20 倍

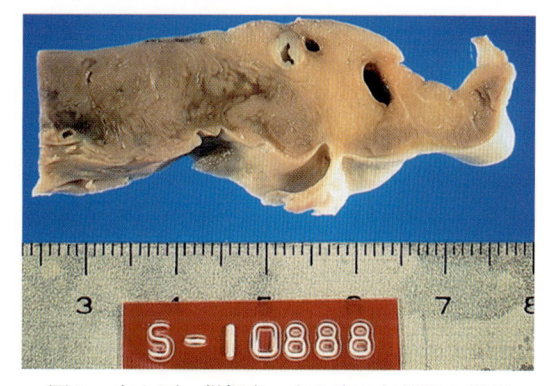

図8 左心房，僧帽弁，左心室の矢状断の割面

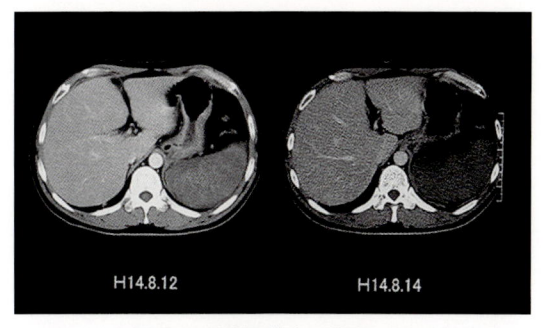

図5 入院経過中の腹部 CT

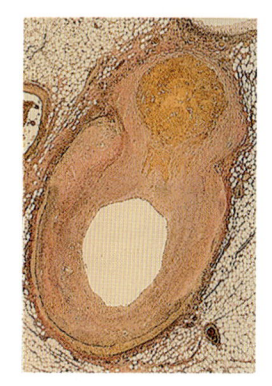

図9 左前下行枝の EVG 染色，×20 倍

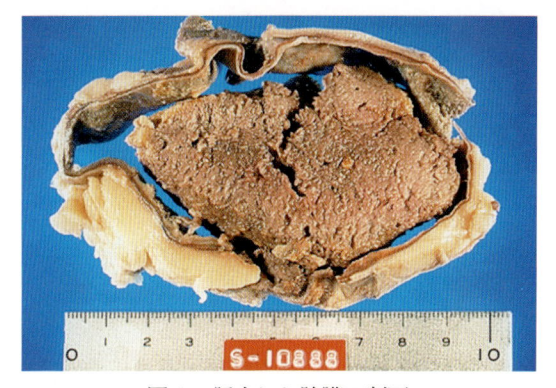

図6 腫大した脾臓の割面

球および巨細胞浸潤，弾性線維の断裂とフィブリノイド壊死を伴う壊死性血管炎を認めた．以上から本症例はWGと確定診断に至った．8月14日よりmethylprednisolone 1000 mg/dayを3日間施行後，後療法としてprednisoloneを80 mg/dayを投与し，cyclophosphamide 75 mg/dayを併用投与した．しかし8月20日の胸部CTで両肺に急速に結節影，浸潤影の出現を認め，PR3-ANCAは43 EUから99 EUと上昇したため治療抵抗性と判断し，cyclophosphamide間欠大量静注療法（IVCY）を750 mg/dayで追加投与し，CRP，PR3-ANCAは低下，臨床症状として皮膚潰瘍は縮小した．感染のリスクを考慮し経口cyclophosphamideは中止し，IVCY 500 mg/dayを計4回施行した．しかしPR3-ANCAは14 EUまで低下したものの肺の結節影，浸潤影，空洞形成は徐々に広範囲に進行が認められた（図2）．

cyclosporine Aの内服を一時試みたが治療開始後から下血を頻回に認めたため内服中止とした．

9月25日には血液培養からアシネトバクター，さらに同時期に緑膿菌を認めたため，抗菌薬投与などを施行したが次第に全身状態は悪化し，10月には下血が頻回になった．その後も肺病変はさらに増悪し，呼吸状態悪化し11月22日，人工呼吸管理となった．挿管後の気管支鏡検査では左上肺野に大量の出血を認め，その後全身状態悪化し11月28日に死亡した．剖検所見から死因は急激な血圧低下から心筋梗塞に伴うもの，または敗血症に伴うショックが考えられた．

剖検所見：右肺上葉の空洞の接写を示すが内腔には黒緑色および褐色を呈する壊死組織を含み，一部では気管支との交通を認め，肺動脈壁の肥厚も認める（図3）．いわゆる地図状壊死の状態で，空洞周辺にも白色調の結節を散財性に認めた．

肺組織のEVG染色の強拡大（図4）では弾性線維の断裂した壊死性血管炎を認め，内部には血栓を認めた．

入院経過中，脾腫を認めていたが（図5）剖検では腫大した脾臓は周囲と高度の癒着をきたし，割面はやや肥厚し茶褐色を呈する被膜と内部の泥状の壊死物質を認め（図6），EVG染色の強拡大（図7）では内部に高度の凝固壊死物質が見られるとともに被膜周囲の脾動脈には，内膜の線維性肥厚とともに血栓，さらに弾性線維の断裂を認めた．

心臓は，左心室は拡張し左側壁が薄くなっており，また前壁，側壁，後壁，一部中隔にも不規則な形をした小梗塞巣を認め，左心房，僧帽弁，左心室の矢状断の割面（図8）では，やはり不規則な心筋梗塞を認めた．割面の冠動脈は壁が不規則に肥厚しているが内腔はよく保たれている．これらの小梗塞は，冠動脈支配領域とは無関係に梗塞をきたしており，通常の動脈硬化に伴う心筋梗塞とは異なっている．左前下行枝の弱拡大像（図9）であるが，このように動脈の全層性の断裂とそこにできたpseudoaneurysmが認められた．このような病変に軽重があるものの冠動脈3枝それぞれに多数認められた．腎臓は正常であり，そのほか直腸，前立腺に血管炎の所見が認められた．直腸の病変は下血の出血源と考えられた．

考察：WGはステロイド療法，免疫抑制療法による寛解率が高い疾患であるが本症例のように治療抵抗性のWGに対しては新たな治療法の検討が必要であると考えられた．また病理組織所見では，心臓，脾臓，前立腺で動脈硬化に伴うものとは異なる梗塞性変化を認めたが腎臓は一視野に2個の腎炎所見を認めるにすぎず，ほぼ正常範囲であった．剖検所見から全身に血管炎による梗塞を多発している点で稀な症例と考えられた．

参考文献

1）吉田雅治．Wegener肉芽腫症．血管炎；219-225．長澤俊彦監．橋本博史編．朝倉書店．東京．2001

2）Splenic involvement in Wegener's granulomatosis. Arch Pathol Lab Med 1996；120：974-977, 1996

血管炎症候群

肥厚性硬膜炎を伴った Wegener 肉芽腫症の一例

梁　広石[1]　荒川　敦[2]

要旨：症例は 51 歳男性，Wegener 肉芽腫症（Wegener's granulomatosis：WG）の症例．上気道，腎病変にて発症し免疫抑制療法および，血漿交換療法併用で寛解し退院となった．その後，頭痛が出現し再度入院，頭部 MRI 検査で肥厚性硬膜炎を認め，同時にその他の臨床症状から，WG 再燃と診断，ステロイドパルス療法施行した．頭痛の消失，CRP 改善し著明な効果がみられたが，数日後突然死された．病理解剖の結果，死因は脳幹部出血であった．本症例は WG 再燃時に肥厚性硬膜炎の合併を認めた貴重な一例と考えられた．

症例：51 歳，男性．
主訴：頭痛．
既往歴：36 歳：声帯ポリープ，41 歳：大腸ポリープ．
家族歴：父：高血圧症，脳出血．
現病歴：平成 12 年 9 月，全身の関節痛，下肢に紫斑出現，近医を経て 10 月当院精査入院．副鼻腔炎，中耳炎，腎障害，上強膜炎，抗好中球細胞質抗体（proteinase 3-antineutrophil cytoplasmic antibody：PR3-ANCA）陽性，皮膚生検で leukocytoclastic vasculitis を認め Wegener 肉芽腫症（WG）と診断．prednisolone（PSL）70 mg/day，cyclophosphamide 間欠大量静注療法（IVCY），二重膜濾過法併用で寛解し，平成 13 年 2 月 PSL 37.5 mg/day まで減量し退院した．退院後，月 1 回の IVCY を併用し PSL 20 mg/day まで減量していた．平成 13 年 5 月から頭痛が出現，頭部 CT では異常を認めなかったが，徐々に増強したため，6 月 21 日に第 2 回目入院となった．

入院時現症：体温 35.5℃，血圧 170/84 mmHg，脈拍 60/min・整，呼吸数 13/min，意識清明，顔色軽度蒼白，腹部・右上肢に点状紫斑あり，眼球圧痛あり・突出なし，眼球結膜充血・黄染なし，眼瞼結膜貧血なし，胸部肺ラ音なし，心雑音なし，腹部平坦・軟，軽度項部硬直あり．
検査所見：白血球数は 1 万/μl と好中球優位の増加を示し，CRP 4.5 mg/dl，赤沈 61 mm/hr と炎症を認めた．肝機能は正常であったが，BUN 35 mg/dl，クレアチニン 1.30 mg/dl と上昇し，尿所見では尿蛋白 54 mg/dl，尿潜血 2+，赤血球円柱陽性で腎機能障害を認めた．発症時 43 EU と陽性を示した PR3-ANCA は 10 未満と陰性であった．髄液所見は初圧が 29 cmH_2O と上昇，蛋白 54 mg/dl，細胞数 121/3 μl（N 74，L 32），グルコース 62 mg/dl，各種培養陰性であった．

入院後経過：頭部 MRI 検査で肥厚性硬膜炎を認めた（図 2）．抗菌薬投与およびガンマグロブリン製剤の併用を開始した．しかし頭痛はむしろ増悪した．この頃，胸部 CT にて，入院時には認めなかった両側肺の肉芽腫が出現した（図 3）．WG 再燃および肥厚性硬膜炎の合併と診断し，29 日より methylprednisolone 500 mg/day×3 日間のパルス療法を行ったところ 31 日より頭痛消失，CRP も改善がみられた．しかし 7 月 4 日，早朝にベッド上で心肺停止の状態で発見された（図 1 参照）．

剖検所見：

1．左肺 S_6，S_{1+2}，S_8，右肺 S_4 に最大 35×30×30 mm の肉芽腫を認める．好中球浸潤，血管炎に伴う地図状壊死を認める（図 4）．

2．胆嚢，右精巣に壊死性血管炎を認める．

3．両側半月体形成性糸球体腎炎．

4．硬膜の炎症性肥厚を認める（図 5）．脳内に

---

1) 順天堂大学膠原病内科学講座　　2) 同　病理学講座第一

図1　経過表

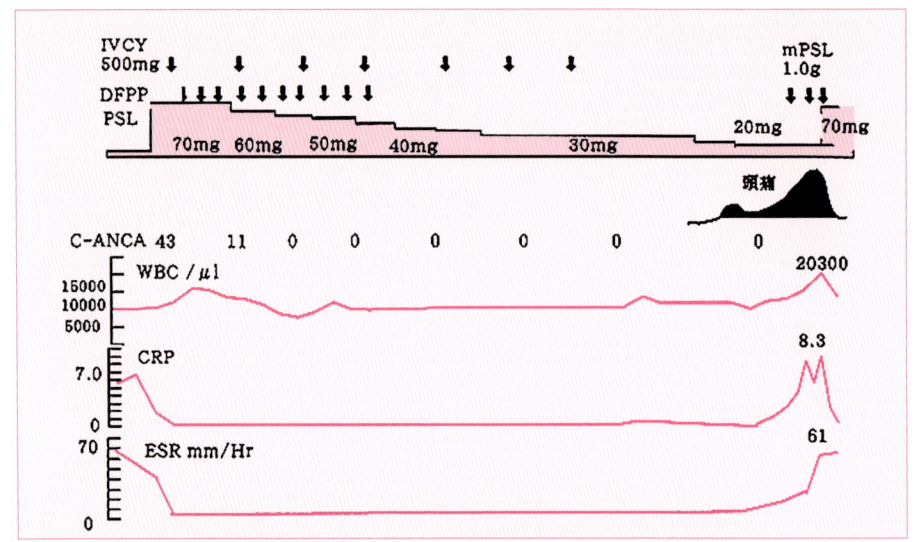

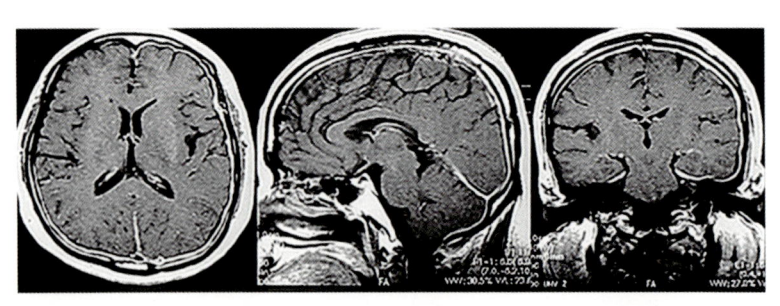

図2　Gd造影MRI：硬膜に強い肥厚および造影剤増強効果が認められる．

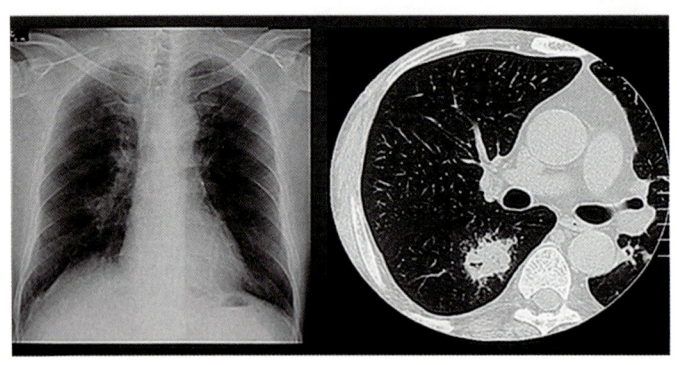

図3　入院後胸部X線写真および胸部CT：入院後に右上葉に新たな結節影が出現．

は血管炎所見はみられない．

　死因：脳出血．

　問題点：WG患者において，頭痛がみられたときは肥厚性硬膜炎を鑑別する必要がある．WG再燃時に，PR3-ANCAの再上昇を伴わない症例が存在する．

　考察：本症はWGの再燃時に，肥厚性硬膜炎を合併した症例である．経過中に頭部全体に拍動性の頭痛を伴っていた．ガドリニウム（Gd）造影MRIで硬膜に造影効果および肥厚がみられ，肥厚性硬膜炎の診断が得られた．

　肥厚性硬膜炎の報告は1869年Charcotらによる頸髄病変を呈した梅毒症例がはじめて．その後も，剖検で判明するまれな原因不明の予後不良疾患として報告されてきた．しかしCT，MRIなどの画像検査の進歩に伴い，現在は生前診断が可能なものになっている．Gd造影MRIが診断に重要で，硬膜が3cm以上連続して造影されたり，または全表面の50％以上が造影される．肥厚は大脳鎌後部や小脳テントに優位でガリウムシンチで同部

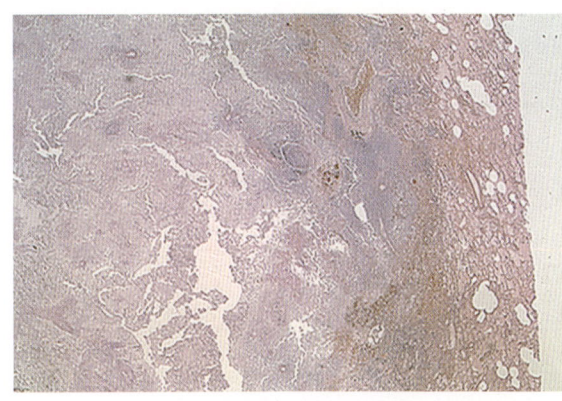

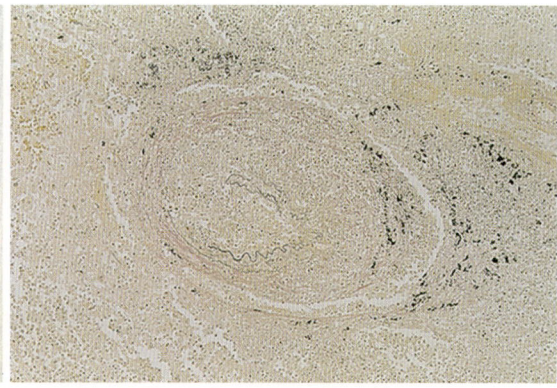

図4左　剖検時，肺のHE染色（弱拡大）：好中球浸潤，血管炎に伴う地図状壊死を認める．
図4右　肺のEVG染色（強拡大）

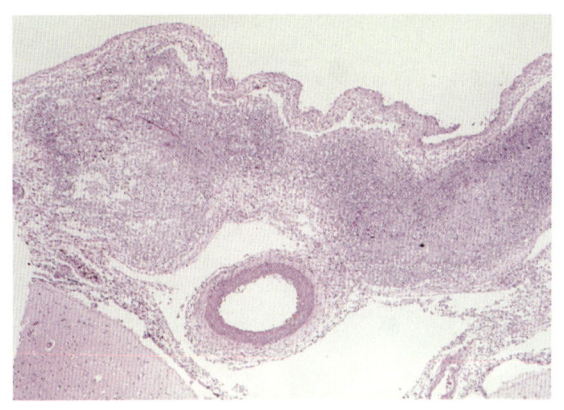

図5　硬膜の炎症性肥厚を認める．血管炎所見は認めない．

位に集積が認められる．臨床症状は，頭痛はほぼ必発で，多発脳神経麻痺も高頻度に認め，そのほか脊髄神経根，脊髄圧迫症状，けいれん，水頭症，Horner症候群，小脳症状の記載がある．その機序としては，硬膜の慢性炎症性肥厚による神経系への圧迫がもっとも考えやすい．症例によっては臨床症状と画像変化の不一致から神経系への炎症の波及や肥厚した硬膜による循環障害も考えられる．検査所見としては，血沈高値，髄液の細胞数増多，蛋白上昇がみられる．原因として髄膜癌腫症，感染性髄膜炎（結核，梅毒，真菌，細菌），サルコイドーシス，collagen vascular disease，WG[1〜3]，低髄液圧症候群，原因不明のものがある．WGに伴うものでは，PR3-ANCA陽性の限局型WGに合併する症例やmyeloperoxidase(MPO)-ANCA陽性WGにみられることが報告されている．

本症例では硬膜に壊死性血管炎はみられなかった．Kalianaらは肉芽腫性炎症，組織壊死，血管炎の3徴候をすべて示したのは54％であると報告している．肺の生検上，WGの診断が得られた肥厚性硬膜炎合併症例の硬膜生検で壊死性血管炎がみられなかったものも報告されている．本症例では肺の組織では3徴候が確認されており，ステロイドパルス療法施行翌日に，他剤がまったく無効であった激しい頭痛が消失しており，肥厚性硬膜炎も原疾患に伴うものと考えられた．

一方，初発時に高値を示したPR3-ANCAは明らかな再発にもかかわらず陰性で再上昇はみられず，活動性を反映しない場合もあると考えられた．

出血部の病理所見から，死因となった脳底部の出血の原因は，血管炎による血管の破裂ではなく，特発的なものと考えられた．

参考文献

1) Tojo J, et al : An autopsy case of Wegener's granulomatosis with pachymeningitis. Intern Med 37 : 711-715, 1998

2) Nishijo H, et al : The spectrum of neurologic involvement in Wegener's granulomatosis. Neurology 43 : 1334-1337, 1993

3) Case record of the Massachusetts General Hospital : Case 28-1998. N Engl J Med 339 : 755-763, 1998

血管炎症候群

抗好中球細胞質抗体（MPO-ANCA）高値陽性で顕微鏡的多発血管炎との鑑別が困難であった結節性多発動脈炎の一例

松平 蘭[1]　熊坂利夫[2]

要旨：症例は72歳男性で，平成10年9月より発熱出現したため入院．精査にて抗好中球細胞質抗体（anti-neutrophil cytoplasmic antibody to myeloperoxidase：MPO-ANCA）強陽性，腎機能障害みられ顕微鏡的多発血管炎（microscopic polyangiitis：MPA）と診断し，ステロイドパルス療法施行した．急性腎不全を認め血液透析併用し腎機能改善傾向にあったが，経過中右視床出血，肺炎および肺水腫併発したことより呼吸状態悪化し呼吸不全のため死亡した．本症例は病理組織学的には小動脈中心に壊死性血管炎を認め，結節性多発動脈炎（polyarteritis nodosa：PN）と考えられた．

症例：72歳，男性．
主訴：発熱．
既往歴：45歳：高血圧症，68歳：右眼角膜移植術施行，71歳：肺炎，肺気腫．
家族歴：母親：肝硬変．
現病歴：平成9年2月より高血圧の診断で当院循環器内科通院加療中であった．平成10年9月6日より37℃台の発熱が出現したため近医受診し感冒薬を処方されたが軽快せず，9月14日に当院循環器内科外来受診となった．抗菌薬投与にて一時症状軽快したが，17日より再度発熱認め同日精査加療目的で循環器内科に入院となった．

表1

特　徴	結節性多発動脈炎 （古典的PN）	顕微鏡的多発血管炎 （顕微鏡的PN）
病理所見		
血管炎のタイプ	壊死性動脈炎	壊死性血管炎
侵襲血管のサイズ	中・小筋型動脈 ときに細動脈	小血管（毛細血管，細動静脈） ときに小動脈
臨床所見		
急速進行性腎炎	まれ	多い
高血圧	多い	まれ
肺出血	まれ	多い
間質性肺炎	まれ	あり
再発	まれ	あり
MPO-ANCA	陰性	陽性
動脈造影（小動脈瘤，狭窄）	あり	なし
確定診断	動脈造影	生検

（難治性血管炎調査研究班：結節性動脈周囲炎．難病の診断と治療指針，厚生省保健医療局疾病対策監修，六方出版社，東京，107-15項，1997[3]）より）

1) 順天堂大学膠原病内科学講座　2) 同　病理学講座第一

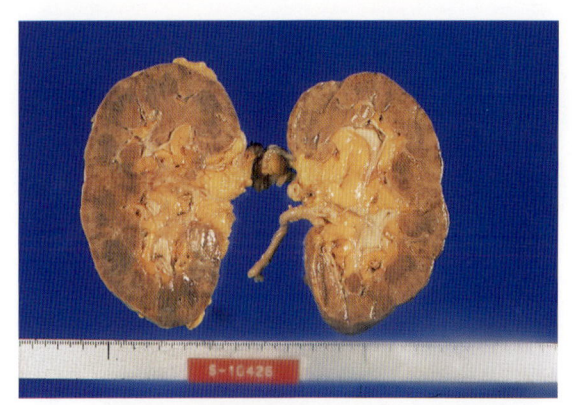

図1 腎臓は，表面に約5mmから1cm大の黄色および赤色の斑状模様がみられ，それに一致して凹凸が見られた．

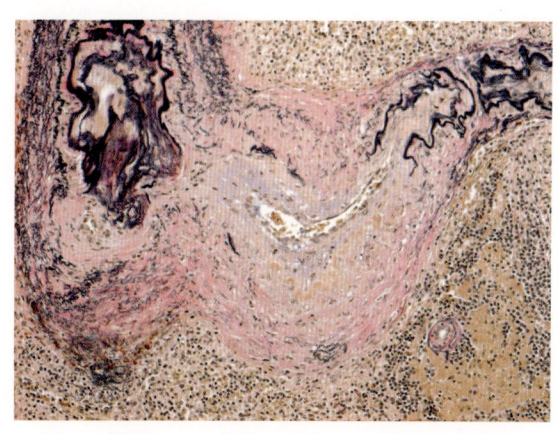

図3 脾臓では，脾柱に分布する動脈の弾性線維および中膜平滑筋層が消失しており，膠原線維により置換され周囲にも線維化を伴う．

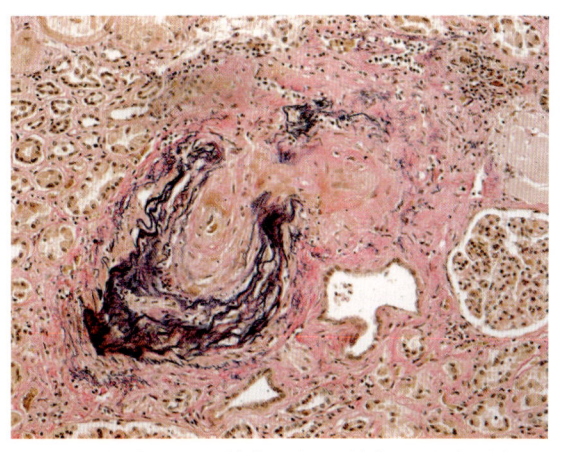

図2 腎臓のEVG染色．（以下染色は同じ）弾性線維の断裂・増生および中膜平滑筋層の消失をみる．動脈内腔は完全に閉塞し，動脈周囲にも線維化を認め，瘢痕期の壊死性動脈炎を示す．図右中段の糸球体に糸球体腎炎はみられない．

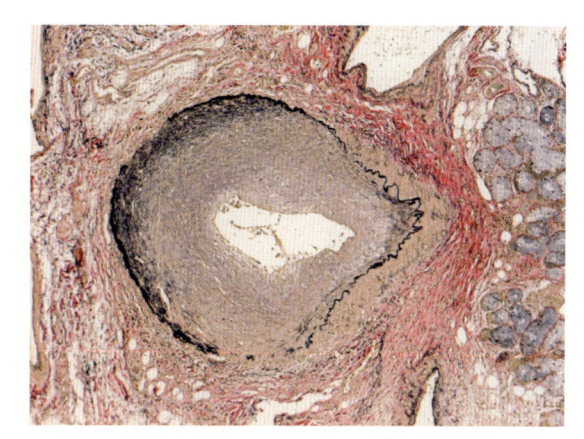

図4 気管支動脈においても，動脈内弾性板の断裂と内膜の線維性肥厚と中膜の消失があり，動脈周囲には線維化を認める．図右側に気管支腺を認める．

入院時現症：身長160cm，体重63kg，体温36.9℃，血圧126/72mmHg，脈拍92/min・整，呼吸数16/min・整，意識清明，眼瞼・眼球結膜貧血・黄染なし，表在リンパ節腫脹なし，胸部I音II音清明，心雑音なし，両側下肺野でcoarse crackle聴取，腹部平坦・軟，四肢浮腫・関節痛・皮疹などの異常なし，神経学的所見異常なし．

入院時検査所見：血液像・生化学所見では，白血球数9700/μlと増加，APTT延長，FDP 35.2μg/ml，フィブリノーゲン558.8mg/dlと増加みられ，赤沈86mm/hrと亢進，CRP 11.2mg/dl

と上昇していた．肝・腎機能，電解質の異常は認めず，尿検査で尿蛋白・潜血・沈渣異常もなかった．胸部X線およびCTで上肺野を含め両側全肺野に気腫性変化を認めたが，明らかな肺炎像はなくその他の画像検査，細菌塗抹培養，細胞診上も発熱の原因となる所見や，悪性を疑わせる所見はなかった．

入院後経過：入院時白血球，CRP上昇していたことより感染症を考え各種抗菌薬投与したが効果なく，その後も発熱持続し，膠原病が疑われ精査した．MPO-ANCA 160（<10）EUと強陽性であり，10月初旬より尿沈渣・腎機能異常を認め，血管炎が疑われた．血清学的所見では，IgG 2113

mg/dl と高ガンマグロブリン血症を認め，トロンボモジュリン 12.1 TU/ml と上昇，抗核抗体は 40 倍（homogeneous, speckled type）と低抗体価陽性，ループスアンチコアグラント陽性，免疫複合体（抗 C3d 抗体法）28.2 μg/ml と増加をみた．その他の自己抗体はいずれも陰性で，各ウイルス抗体価も陰性であった．その後も蛋白尿・細胞性円柱を伴う急速な腎機能障害，炎症反応の著明な亢進を認めたことより，MPA と診断．10 月 20 日よりステロイドパルス療法（methylprednisolone 500 mg/day×3 日間）施行し，後療法 prednisolone 60 mg/day とした．炎症反応は改善したが，腎障害進行のため血液透析導入した．しかし，10 月 29 日右視床出血認めたため，血圧コントロールを中心に治療した．その後も血液透析施行し，易感染状態に対し抗菌薬併用したが，全身状態悪化し 11 月 4 日呼吸不全のため死亡した．

剖検所見：
1．腎臓，脾臓の小動脈に多数の瘢痕期と考えられる動脈炎．
2．気管支動脈の血管炎．
3．大動脈周囲の小動脈，心臓の細動脈に瘢痕期の血管炎．

死因：肺炎，肺水腫．

問題点：臨床的には MPA と診断したが，剖検所見上小血管レベルでの炎症所見が主体で，MPA に特徴的な細小および毛細血管病炎を認めず，病理組織学的には PN と考えられた．

考察：本症例は発熱精査入院中に急速に腎機能悪化を認め MPA と診断され，入院時発熱および炎症反応の亢進以外に血管炎症候を認めなかったため，早期診断が困難な症例であった．

MPA は全身の細小動脈および毛細血管を病変の主座とする壊死性血管炎で，血管炎症候群の中でも中心的な PN の亜型と位置づけられていた．PN は中・小動脈が特異的に障害されると考えられていたが，細小血管でも壊死性血管炎を有する症例が報告されるようになり，これらの PN はその発症機序が異なることより従来の PN（古典的 PN）とは区別され，顕微鏡的 PN として独立した疾患と考えられるようになった．

おのおのの PN に対する診断基準が 1996 年に厚生省難治性血管炎調査研究班より新たに提唱され，病理所見および臨床所見より両者の鑑別もなされるようになった（表 1）．

本症例では，MPO-ANCA 高値陽性であり急性進行性腎炎がみられたことより，その臨床経過から MPA と診断し治療した．しかし，剖検所見上その障害をうけた血管レベルをみてみると，腎臓では葉間動脈・弓状動脈に全層性の壊死性血管炎（図 1，2）を，脾臓では脾柱に分布する動脈に血管炎（図 3）を，気管支動脈，大動脈周囲の小動脈に血管炎（図 4）を認め，その主座は小動脈であり PN と考えられた．またそれらの小動脈の壁の一部が膠原線維に置き換わり瘢痕期の壊死性動脈炎となっていることより，急性腎不全に陥ったもののステロイド治療により改善がみられ，治療効果はあったものと考えられた．

参考文献

1) Jennette JC, et al : Nomencature of systemic vasculitides. Artheritis Rheum 37：187-192, 1994
2) 橋本博史：血管炎症候群．内科 83：1344-1348, 1999
3) 難治性血管炎調査研究班（班長長澤俊彦）：結節性動脈周囲炎．難病の診断と治療指針，厚生省保健医療局疾病対策課監修，六方出版社，東京，107-15 項，1997

血管炎症候群

免疫抑制療法により頻回な感染症をきたした顕微鏡的多発血管炎の一例

木村 桂[1]　信川文誠[2]

要旨：間質性肺炎（interstitial pneumonia：IP）が先行した顕微鏡的多発血管炎（microscopic polyangiitis：MPA）の症例．急速進行性糸球体腎炎（rapidly progressive glomerulonephritis：RPGN），間質性肺炎の急性増悪を認めステロイド大量療法，免疫抑制薬により改善傾向を認めたが，感染症，消化管出血により播種性血管内凝固症候群（disseminated intravascular coagulation：DIC）をきたし死亡した．

症例：51歳，男性．
主訴：呼吸困難．
既往歴：32歳：尿路結石，50歳：心筋梗塞，62歳：間質性肺炎，63歳：白内障手術．
家族歴：特記事項なし．
現病歴：昭和56年にIPを指摘され，当院呼吸器内科で経過観察されていた．平成12年3月頃より感冒症状を繰り返すようになり，6月下旬労作時呼吸困難が出現し徐々に増悪，7月7日より尿量減少，7月15日血痰が出現した．7月17日救急外来を受診し，酸素飽和度81％，血清クレアチニン6.61 mg/dl（同年5月は1.58 mg/dl）と，呼吸不全，腎不全を認め緊急入院となった．

入院時現症：体温36.3℃，血圧164/68 mmHg，脈拍75/min・整，呼吸数24/min，意識清明．眼瞼結膜に貧血なし，眼球結膜に黄疸なし．皮疹なし．両側肺にfine crackle聴取，心雑音なし．腹部平坦・軟．四肢に浮腫なし．

検査所見：白血球数は1.3万/μlと好中球優位の増加を示し，CRP 16.7 mg/dl，赤沈94 mm/hrと炎症反応の上昇を認めた．肝機能正常．BUN 84 mg/dl，クレアチニン6.77 mg/dlと腎不全の急速な進行を認めた．尿所見では，尿蛋白1.3 g/日，尿沈渣では，赤血球 多数/毎視野，赤血球円柱，顆粒円柱を認めた．また，抗好中球細胞質抗体（anti-neutrophil cytoplasmic antibody to myeloperoxidase：MPO-ANCA）175（＜10）EU，血清KL-6 929（＜500）U/mlと高値を認めた．

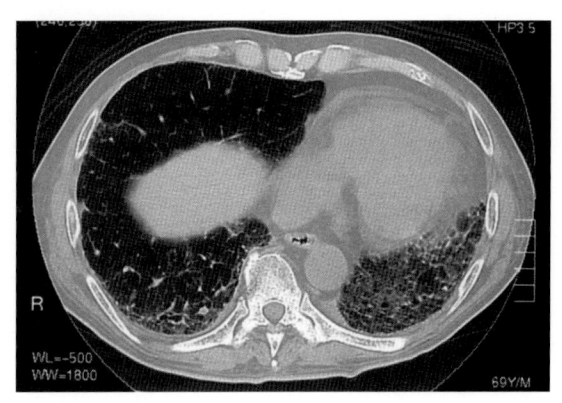

図1　右中，下葉：左全体に蜂巣肺を認める．

入院後経過：胸部X線上，IPの増悪および肺水腫を認め，入院同日，呼吸不全が増悪したため，気管内挿管のうえ人工呼吸器管理とし，腎不全に対しては持続血液濾過透析を開始した．RPGN，IP（図1），MPO-ANCA陽性より，MPAと診断，methylprednisolone 1000 mgを3日間，後療法としてprednisolone（PSL）65 mg/dayを開始した．また，7月，8月，9月にcyclophosphamide間欠大量静注療法（IVCY）を行った．MPO-ANCAは7月24日18 EU，9月5日10

[1) 順天堂大学膠原病内科学講座　　2) 同　病理学講座第一]

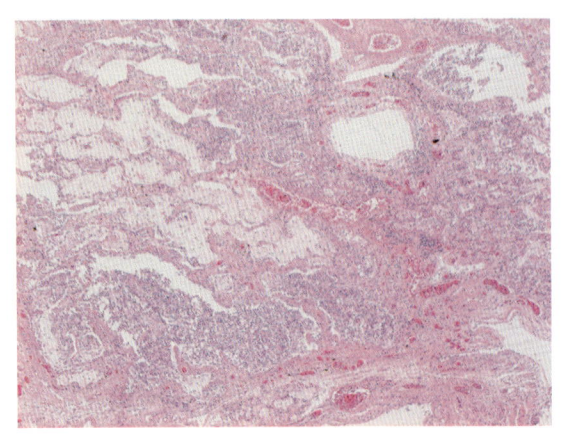

図2 HE染色，弱拡大：肺胞構造の破壊，炎症性細胞の浸潤．肺胞性肺炎の所見を認める．

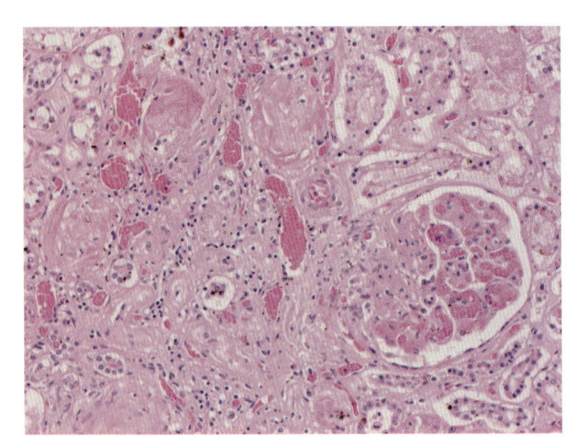

図3 HE染色，強拡大：硝子化した糸球体，フィブリン血栓を認める．

EU未満まで低下，透析は離脱可能となり，呼吸不全も改善し，抜管し酸素吸入も中止可能となったが，KL-6値800 U/mlから1500 U/mlと高値を持続しており，PSL減量が困難であった．10月に帯状疱疹，口唇単純ヘルペス感染症を発症したため，IVCYを中止し，cyclosporin A 50 mg/dayを開始した．2001年1月，PSL 37.5 mg/dayまで減量されていたが，9日に帯状疱疹発症，aciclovir，ガンマグロブリン製剤を投与開始した．14日呼吸苦出現，動脈血酸素濃度低下のため酸素吸入を開始，胸部X線上は肺うっ血を疑い利尿薬などを投与，またCRPの上昇を認め，感染症も否定できず抗菌薬の投与も開始した．18日大量下血，19日血小板4400/μlと低下，その後プロトロンビン時間延長などDIC所見を認めるようになった．20日呼吸不全増悪し，再び人工呼吸器管理，尿量低下し25日死亡の転帰となった．

剖検所見：

1. 肺：特に両下葉に強い間質性肺炎を認める．サイトメガロウイルス感染，アクチノミセスコロニーを伴う肺胞性肺炎を認める（図2）．両肺にうっ血所見，出血巣，両側胸水（300 ml，500 ml）を認める．

2. 腎：治療後の顕微鏡的多発動脈炎の所見を示唆する巣状のメサンギウム増殖，ボーマン囊の癒着，線維細胞性の半月体形成を認め，糸球体の多発フィブリン血栓を伴い（図3）DIC所見に相当．

3. 肝：壊死と脂肪変性，うっ血を認め，にくずく肝を呈する．

4. 腸管：横行結腸からS状結腸に硬便による粘膜出血を認める．

死因：DICによる呼吸不全，腎不全．

問題点：MPAに対する強力な免疫抑制治療に起因する感染症（肺炎），消化管出血がDICの誘因になったと考えられる．

考察：MPAは1994年のChapel Hill会議で，従来の結節性多発動脈炎（polyarteritis nodosa：PN）から独立した疾患で，細小血管の壊死性血管炎を認め，好中球のミエロペルオキシダーゼ（MPO）に対する抗体（MPO-ANCA）の陽性を高率にみる．主要症候として，RPGN，IP，肺出血の2臓器症状，その他，紫斑，皮下出血，多発単神経炎などの血管炎症候を呈する．発症年齢は平均50～70歳の中年ないし高齢者に多く，性差はない．MPO-ANCAの力価は疾患活動性と平行して変動することが多い．治療としては，ステロイド大量療法と免疫抑制療法（特にcyclophosphamide）の併用治療が行われる．ステロイドの初期投与量は，高齢者が多いことを考慮し，PSL 0.6～1 mg/kg/dayを基準とする．腎機能障害が高度の場合には，血液透析，血漿交換療法を併用する．

本症例では，RPGN，IPを認めており，ステロイドパルス療法，後療法1 mg/kgより開始，IVCYの併用も行い，MPO-ANCAもすみやかに正常化している．血液透析や酸素吸入も離脱し，MPAの活動性は沈静化したと考えられるが，頻回

な感染症に苦渋し，最終的にDIC続発が死因となった．下血をきたしているが，剖検で腸管にはサイトメガロウイルス腸炎の所見は認められなかった．

　MPAの主たる死因は，感染症，肺出血，腎不全で，特に診断6ヵ月以内の肺・腎症候群をともなう場合に最も予後不良である．厚生労働省の調査研究班より，ANCA関連血管炎の感染症対策として，モニタリングや治療の詳細が提唱されている．

参考文献

1) 竹田洋祐，他：各論―治療の実際―Ⅳ．血管炎症候群の診療　顕微鏡的多発血管炎．リウマチ科 27(suppl)：735，2002

2) 橋本博史：膠原病治療の実際　血管炎症候群―結節性多発動脈炎と顕微鏡的多発血管炎を中心に―．臨床と研究 81：250-256，2004

3) 難治性血管炎の診療マニュアル．厚生科学研究特定疾患対策研究事業難治性血管炎に関する調査研究班（班長：橋本博史）pp. 24-26，2002

血管炎症候群

肺血栓塞栓症を発症し急速な経過をたどった結節性多発動脈炎の一例

片桐 彰[1]　松本俊治[2]

要旨：症例は75歳男性，結節性多発動脈炎（polyarteritis nodosa：PN）として治療中であった．呼吸不全にて緊急入院となるも突然の心肺停止にて死亡し，死因は肺血栓塞栓症であった．本症例は抗リン脂質抗体症候群の合併はなく，PNも瘢痕期と考えられるが，呼吸不全の鑑別として肺血栓塞栓症も念頭に置く必要があると考えられた．

症例：75歳，男性．
主訴：呼吸困難．
既往歴：74歳：白内障．
家族歴：特記事項なし．
現病歴：昭和57年6月，38℃台の発熱のため他院に入院し，結節性多発動脈炎（polyarteritis nodosa：PN）が疑われたため，prednisolone（PSL）30 mg/dayを投与され症状改善，PSL 20 mg/dayへ減量後当院転院となった．その後外来でPSLは中止されていたが，昭和59年2月より再び赤沈の促進や，同年3月38℃台の発熱を認め，PSL再開，発熱は軽快するも，右下腿痛も出現し増強を認めたため，同年5月28日再入院となった．入院後の腎生検にてgranulomatous glomerulitis with arteritisの所見であり，また右下肢に単神経炎を認め，PNの診断となった．PSL 40 mg/day投与され自他覚症状は改善し，PSL 35 mgで退院となった．PSL 5 mg/dayが維持量となっていたが，平成5年4月頃より，炎症反応の上昇を認め，PSL 20 mg/day，cyclophosphamide（CPA）50 mg/dayを開始され，同年5月にはBUN 40 mg/dl，血清クレアチニン1.7～1.9 mg/dl，と腎不全を呈し，抗好中球細胞質抗体（perinuclear-antineutrophil cytoplasmic antibody：P-ANCA）陽性であった．平成6年5月上旬より呼吸困難を認め，同年5月17日朝7時頃，トイレで呼吸困難のため倒れ救急車に

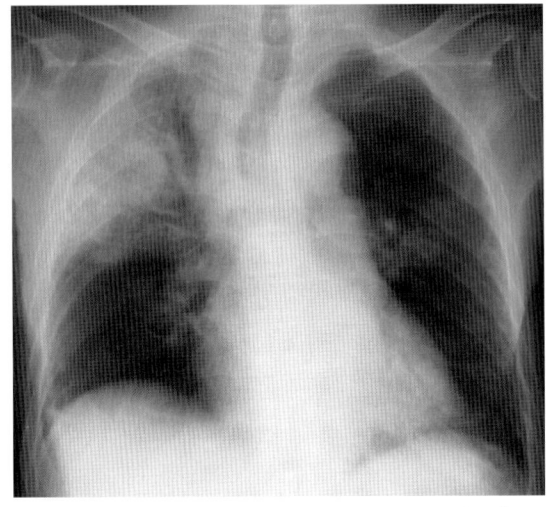

図1　入院時胸部X線写真：右上肺野に肺炎像を認める．両下肺野に軽度間質陰影を認める．

て当院救急外来受診，緊急入院となった．
入院時現症：体温36.5℃，血圧80/60 mmHg，脈拍120/min・整，呼吸数24/min・努力性，意識清明，眼球結膜充血・黄染なし，眼瞼結膜軽度貧血あり，胸部Velcro音を聴取，心雑音なし，腹部平坦・軟，四肢末梢チアノーゼを呈する．
検査所見：白血球数1.04万/μlと増加，左方移動を示し，CRP 18.6 mg/dlと高度の炎症反応を示した．GOT 313 IU/ml，GPT 277 IU/ml，

1) 順天堂大学膠原病内科学講座　2) 同　病理学講座第一

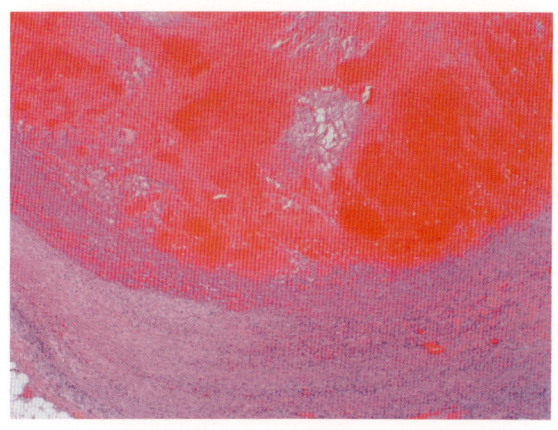

図2 肺門部肺動脈（HE染色）：血管内腔を血栓が充填している（弱拡大）．

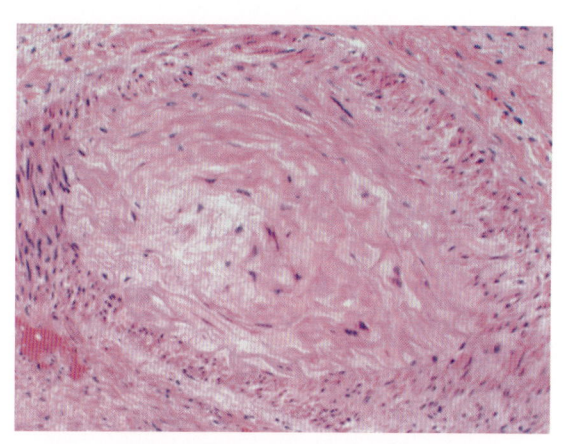

図4 腎筋型小動脈（HE染色）：内皮の肥厚化と内腔の閉塞を認める（強拡大）．

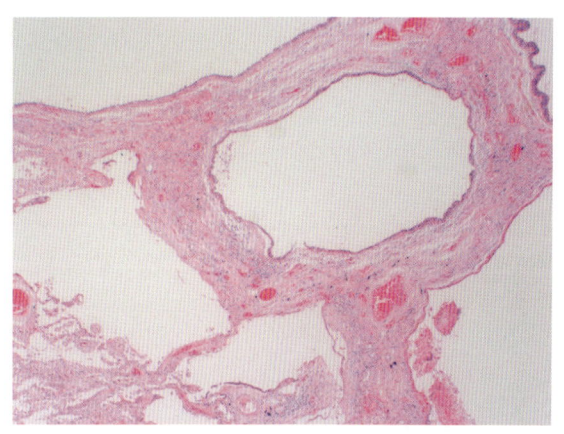

図3 肺（HE染色）：細気管支の拡張像および蜂窩肺を認める．間質は高度の線維化を認める（強拡大）．

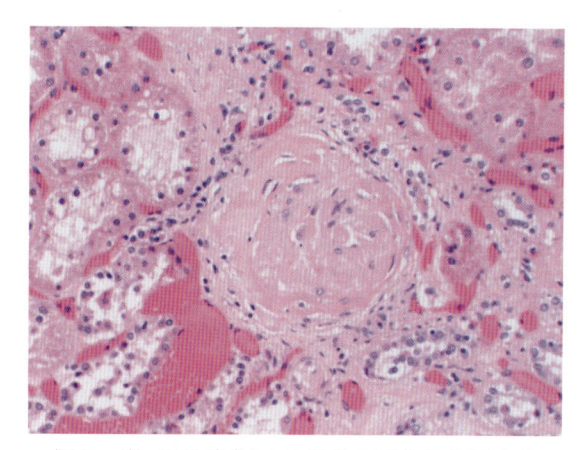

図5 腎（HE染色）：糸球体の硬化像を認める（強拡大）．

LDH 1339 IU/ml と肝機能異常を認め，BUN 36 mg/dl，クレアチニン 2.24 mg/dl と腎機能のさらなる悪化を認めた．血液凝固系検査では，APTT，PT，AT-Ⅲは基準範囲内であったが，FDPは100.0（＜10）μg/ml と上昇していた．動脈血ガス分析では，室内気下にて，pH 7.448，PCO$_2$ 34.0 mmHg，PO$_2$ 37.3 mmHg，SaO$_2$ 74.1％と著明な呼吸不全を呈していた．胸部X線では，右上肺野に肺炎様の陰影を認め，両下肺野に間質陰影を認めた（図1）．

入院後経過：肺炎による呼吸不全，多臓器不全，ショック状態と考え，酸素マスクで6l投与し，血管を確保後カテコラミンの点滴などを開始した．ところが入院わずか2時間後，突然心停止，呼吸停止の状態となり，ただちに心肺蘇生術を施行するも死亡した．

剖検所見：
1．PNに伴う蜂巣肺を認めるが，急性期の間質性病変は認めない（図2）．
2．左大腿静脈に赤色血栓が認められ，両肺動脈にも血栓（図3）を認めた．右S$_2$には新鮮な梗塞を認め，同部位周囲に気管支肺炎を伴っていた．
3．新鮮な壊死性血管炎は認められなかったが，特に腎の筋型小動脈で動脈炎の瘢痕（図4）が認められた．また腎糸球体では部分的に硬化像（図5）が認められた．

死因：肺血栓塞栓症による急性呼吸不全
問題点：PNにおいて呼吸不全の鑑別として肺血

栓症も念頭に置く必要がある．画像的印象や病期から肺梗塞を否定することはできないと考えられる．

考察：Davson は 1948 年に，PN には中型の血管だけではなく，微小血管にも病変を認めることを指摘し，その後の顕微鏡的多発血管炎（microscopic polyangiitis：MPA）の PN からの独立の基礎となった．本症例は，P-ANCA が陽性なこと，間質性肺炎を合併していることなど MPA の特徴も認められるが，腎を含む多臓器の筋型小動脈に病変を認め，微小血管病変は認められなかったため PN と診断した．PN に合併した肺血栓栓症の報告は決して多くはなく，1998 年の難治性血管炎分科会による結節性多発動脈炎の診断基準の主要症候には含まれていない[1]．本症例では，長期臥床，脱水といった血栓のリスクは認められなかった．また，入院時 APTT に異常はなく，梅毒反応の生物学的偽陽性も認められなかったため，抗リン脂質抗体症候群の合併は考えにくかった．藤城らの肺血栓症を合併した PN 症例の報告[2]や，三宅らの大動脈炎症候群に合併した肺血栓症症例の報告[3]では，ともに胸部異常陰影の鑑別に肺血流シンチの欠損部位との一致をもって肺血栓栓症と診断している．本症例の胸部 X 線の肺炎様陰影の部位にも剖検では肺血栓栓症を伴っていた．よって，呼吸不全患者の鑑別において，画像的印象によらず，血栓症の可能性を念頭に置き，肺血流シンチ施行の必要性があると考えられる．また上記 2 症例ともに，血管炎として活動性のある時期に血栓症を併発しているのに対し，剖検所見から本症例は組織学的にIV期（瘢痕期）の PN と考えられる．血栓形成部位から直接 PN の病態との関連が低い可能性も考あるが，病期にかかわらず血栓症を起こす可能性があることも示唆され注意が必要である．

参考文献

1）橋本博史：厚生省特定疾患免疫調査研究班　難治性血管炎分科会　平成 9 年度報告書　1998

2）藤城　緑，他：前部虚血性視神経症を併発した結節性多発動脈炎の 1 症例．リウマチ 38(6)：831-835，1998

3）三宅勝久，他：大動脈炎症候群治療中に肺梗塞を合併した 1 例．九州リウマチ 18：101-104，1999

血管炎症候群

膜性増殖性糸球体腎炎を認めたC型肝炎ウイルスによるクリオグロブリン性血管炎の一例

満尾晶子[1]　泉　浩[2]

要旨：C型肝炎ウイルス（HCV）陽性クリオグロブリン性血管炎の症例．発症時に全身性エリテマトーデス（systemic lupus erythematosus：SLE）様の臨床所見を呈したが，腎生検所見が一致せず，またクリオグロブリンは陰性で診断が困難であった．その後クリオグロブリンは陽性化し，紫斑，多発性単神経炎を発症，皮膚生検にて血管炎を認めた．腎不全をきたして死亡．剖検にて膜性増殖性糸球体腎炎（membranoproliferative glomerulonephritis：MPGN），慢性肝炎が認められた．

症例：72歳，女性．

主訴：下腿浮腫，労作時呼吸困難，両下肢知覚低下，左上肢感覚異常．

既往歴：5歳：肺結核，30歳：右腎損傷にて右腎部分切除（輸血施行），43歳：早期胃癌にて胃亜全摘出術（Billroth's-II法）．

家族歴：父：肝細胞癌．

現病歴：昭和59年に，他院で腎障害，リンパ球減少症，抗DNA抗体陽性，抗核抗体陽性を指摘され，SLEと診断されていたが，無治療で経過観察．平成4年7月，同A病院で慢性C型肝炎を指摘され，interferon（IFN）-α療法を開始．平成6年1月に，浮腫と労作時呼吸困難，下痢が出現し，ネフローゼ症候群と診断された．血中クリオグロブリンは陰性．腎生検を施行され，光顕でMPGNの所見を認めたが，蛍光染色ではIgGの沈着がほとんど見られず，ループス腎炎の所見とは一致しなかった．IFN-α療法は中止され，ネフローゼ症候群に対してPSL 40 mg/日で治療，軽快退院した．両上下肢のしびれやタール便が出現したため平成10年3月に当科受診し，血中クリオグロブリン陽性であった．7月に下腿に紫斑が出現．下腿浮腫および労作時呼吸困難が増悪したため，12月3日に入院．

入院時現症：身長156 cm，体重43.2 kg，体温36.8℃，血圧152/74 mmHg，脈拍62/min・整，意識清明，皮膚所見異常なし，表在リンパ節触知せず，眼瞼結膜に貧血あり，眼球結膜に黄染なし，心音は全収縮期逆流性雑音Levine II/VIが胸骨下端で聴取，呼吸音正常，腹部所見は腸音亢進，圧痛なし，肝は触知せず．下腿に圧痕を伴う浮腫あり．関節痛および関節炎なし．神経学的には両下腿の外側に，温・痛・触覚の低下を認めた．

入院時検査所見：白血球数6800/μl，リンパ球数374/μlと低下，ヘモグロビン8.0 g/dlと貧血を認め，CRP 0.6 mg/dl，赤沈47 mm/hrと炎症を認めた．肝機能はAST 61 IU/l，ALT 43 IU/l，γ-GTP 54 IU/lと軽度上昇，BUN 41 mg/dl，クレアチニン1.29 mg/dlと腎機能低下，血清総タンパク5.1 g/dl，アルブミン2.7 g/dlと，低蛋白血症あり．HCV定量は930 K copy/ml（<1）と著明に高値．HBs抗原陰性．リウマトイド因子53 IU/l（<20），抗核抗体は40倍（speckled type），抗DNA抗体（RIA法）10.8 IU/mlと陽性，myeloperoxidase（MPO）-ANCAおよびproteinase-3（PR3）-ANCA陰性，その他の自己抗体陰性．CH_{50} 12.5単位と低下．クリオグロブリンは定性で陽性，定量は測定感度以下のため分

1）順天堂大学膠原病内科学講座　2）同　病理学講座第一

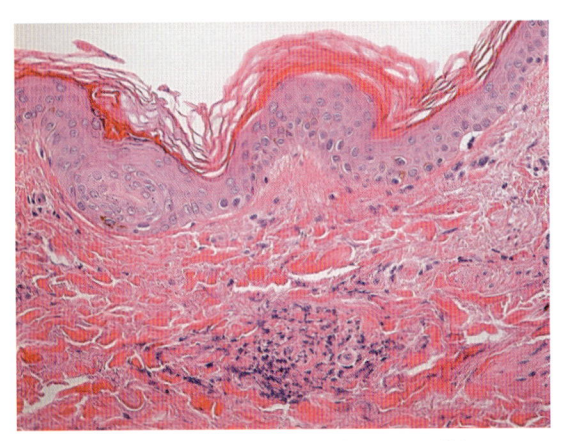

図1　皮膚生検のHE染色（×200倍）

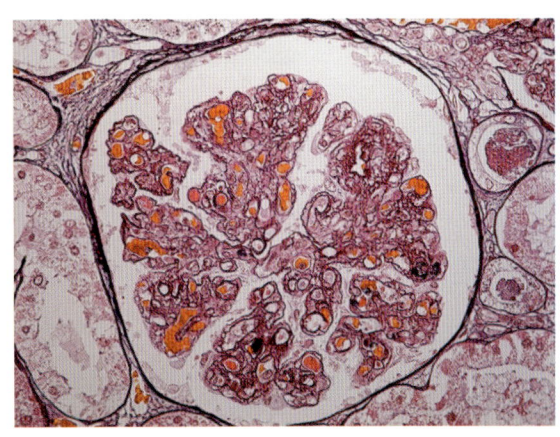

図3　腎のPAM染色（×300倍）

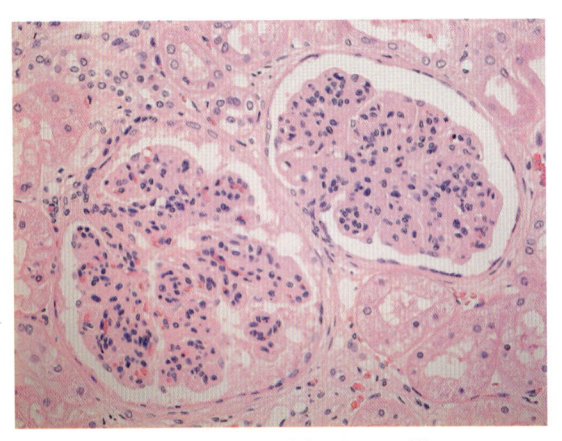

図2　腎のHE染色（×200倍）

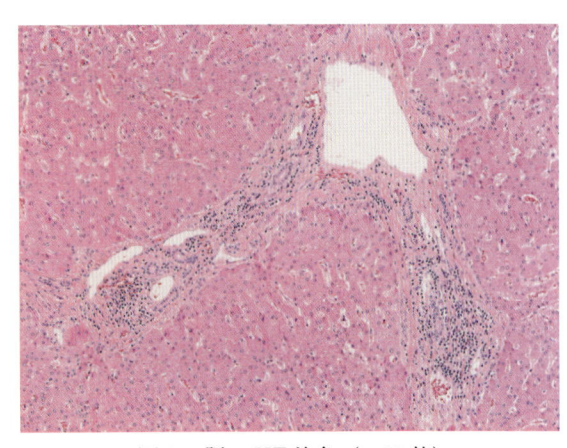

図4　肝のHE染色（×80倍）

画分析不能．尿所見は，尿蛋白1.5 g/day，尿沈渣にて赤血球多数/毎視野，多彩な円柱を認めた．画像所見は，胸部X線にて右側胸水あり．腹部CTにて肝腫大あり，脾腫なし，両腎臓に異常所見なし．心エコーにて三尖弁閉鎖不全を認めたが心駆出率は83％と正常．胸水は滲出性．

入院後経過：下腿の紫斑が再び出現し，皮膚生検にて白血球破壊性血管炎（leukocytoclastic vasculitis）が認められた（図1）．真皮毛細血管周囲に，好中球浸潤，多数の核片が存在し，血管内腔は狭窄，血管壁は破壊されていた．また，末梢神経伝導速度の低下を認め，多発性単神経炎と診断．治療は，methylprednisolone 500 mg/dayを3日間によるステロイドパルスを計4クール施行し，後療法としてprednisolone 40 mg/dayを投与．血漿交換療法も併用．紫斑は一時消失したが，再び出現．タール便も再出現し，持続した．その後肺炎，腎不全，心不全をきたして平成11年3月28日に死亡．

剖検所見：
1．両側腎にMPGN（図2, 3）：糸球体の分葉構造およびメサンギウム細胞の増殖，係蹄壁の肥厚および二重部分を認めた．
2．慢性肝炎（図4）：門脈周囲の線維化およびリンパ球の浸潤．
3．出血性胃炎．

考察：本症例は，HCVによると思われるクリオグロブリン性血管炎を発症し，MPGN，多発性単神経炎といった合併症をきたした症例である．
HCVは平成10年に発見され，持続感染には多くの肝外病変が存在する．その一つがクリオグロブリン血症であり，しばしば血管炎による紫斑，

関節痛，末梢神経障害，低補体，腎障害，難治性胸水などが認められる．また，HCVによる混合性クリオグロブリン血症では，クリオグロブリンは微量で検出しにくいが重症血管炎になりうる．HCVによるMPGNは，約半数が腎不全に至り生命予後を左右する．HCV陽性クリオグロブリン性血管炎に対しては，寛解期のIFN-αとribavirinの併用が効果的と言われているが，中止後の再発率が高い．重症例には，ステロイドや免疫抑制薬，血漿交換が有効であるが，無効例もある．

本症例は，SLEの診断基準を，腎障害，リンパ球減少，抗DNA抗体陽性，抗核抗体陽性と満たすが，リンパ球減少はウイルス感染でも認められ，抗核抗体や抗DNA抗体などの自己抗体はHCVにより出現率が高く，腎生検所見でもループス腎炎は否定的であった．過去にも，HCV感染は"lupus-like syndrome"を呈し，"true"SLEの診断基準を満たすことがあると報告されている．よって本症例は"true"SLEの可能性は低いと思われる．

HCV陽性クリオグロブリン性血管炎では，関節痛，腎障害，低補体，自己抗体陽性などSLEに似ることがあり，診断に注意する必要があると思われる．

参考文献

1）長尾由美子，佐田通夫：特集"C型肝炎のすべて"C型肝炎と肝外病変．肝胆膵43(5)：847-861, 2001

2）杉崎徹三：主要腎疾患―現況・病態・診断・治療　クリオグロブリン（Cryo）血症性腎症．医学のあゆみ別冊：337-339, 1997

3）Ramos-Casals M, Font J, Garcia-Carrasco M, Cervera R, Jimenez S, Ingelmo M, et al：Hepatitis C virus infection mimicking systemic lupus erythematosus. Arthritis & Rhematism 43(12)：2801-2806, 2000

その他

Weber-Christian病と診断され，多発する血栓症と腎障害・高血圧を認め，剖検で壊死性血管炎を認めた一例

松下野枝[1]　熊坂利夫[2]　阿部香織[1]

要旨：Weber-Christian病と診断され，経過観察中に腎障害，高血圧と多発する血栓を発症した症例．全身の血管炎病変を疑いステロイドにて加療した後，腎障害と高血圧は改善を認めたが，肺感染症が出現増悪し，死亡した．剖検では，肝臓，心臓，末梢動脈に壊死性血管炎と上下大静脈の血栓が認められた．

症例：21歳，女性．
主訴：腎機能障害，高血圧．
家族歴：父：高血圧，母・祖父・祖母：気管支喘息．
既往歴：2歳：気管支喘息，18歳：複雑部分発作，19歳・20歳：カポジ水痘様発疹．
現病歴：5歳時に下肢の多関節炎で発症し，発熱と潰瘍形成を伴う有痛性の皮下結節が出現した．他の膠原病を示唆する所見を認めず，皮膚生検で脂肪織炎が確認されたためWeber-Christian病と診断された．Weber-Christian病に対してpredonisolone（PSL）40 mg/day投与を開始し，症状の改善を認め，その後 PSL 10 mg/dayの維持量で症状は落ち着いていたが，平成3年に上大静脈症候群が出現．平成8年，下大静脈閉塞症が出現した．その後徐々に腎機能障害，高血圧が認められるようになり，同年11月4日入院となった．
入院時現症：身長149 cm，体重50.6 kg，体温36.6℃，血圧196/132 mmHg，脈拍114/min，呼吸数16/min，意識清明，満月様顔貌，両眼瞼上部浮腫あり，眼球結膜充血なし，黄染なし，眼瞼結膜貧血なし，両下腿に潰瘍性瘢痕あり，体表リンパ節触知せず，胸腹部所見は異常を認めず，関節に異常認めず．
入院時検査所見：白血球数9300/μl，CRP 0.8 mg/dl，赤沈27 mm/hrと軽度の炎症反応を認めた．ALP 446 IU/l（ALP 2優位）と軽度上昇および LDH 894 IU/l（LDH 1, 2優位）と高値を認めた．また BUN 31 mg/dl，クレアチニン1.82 mg/dl，クレアチニンクリアランス19.0 ml/min，尿蛋白57 mg/dl，尿中赤血球11～15/毎，尿沈渣では硝脂肪円柱，顆粒円柱，卵円型脂肪体が出現し腎機能障害を認めた．血漿レニン31 pg/mlと軽度上昇認めたがアルドステロン110 pg/mlと正常であった．トロンボモジュリンが7.0 FU/mlと上昇していたが他の凝固異常は認めなかった．血清学的には抗核抗体は陰性でIgG型リウマトイド因子が3.6 IU/mlと軽度上昇，免疫複合体は抗C3d抗体法（正常<13）のみが40.0 μg/mlと上昇しており，抗好中球細胞質抗体は陰性であった．αアンチトリプシン151 mg/dl（正常170～274）と上昇は認めなかった．
入院後経過：入院時，炎症反応に乏しく，発熱や新たな皮下結節の出現がなかったことよりWeber-Christian病に関しては寛解の状態にあると考えられた．腎生検は施行できなかったが，トロンボモジュリン，免疫複合体の上昇を認めること，上大静脈症候群，下大静脈閉塞を合併していること，多彩な尿沈渣異常があり，糸球体病変が疑われていることより，なんらかの血管炎に起因する腎障害の可能性を考えて，PSL 50 mg/dayへ増量，azathioprine 50 mg/dayを開始した．その

1) 順天堂大学膠原病内科学講座　　2) 同　病理学講座第一

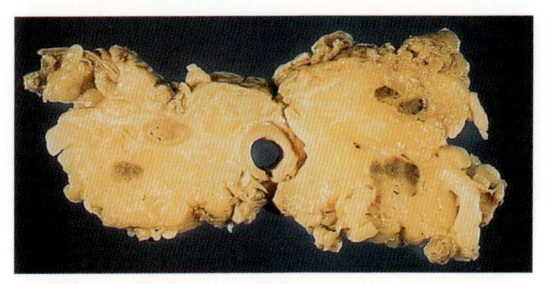

図1 後腹膜組織の断面図：中央に下大静脈の断面図が見られ，その右方に血栓により完全閉塞した下大静脈の断面を認める．周囲に腫大したリンパ節を認める．

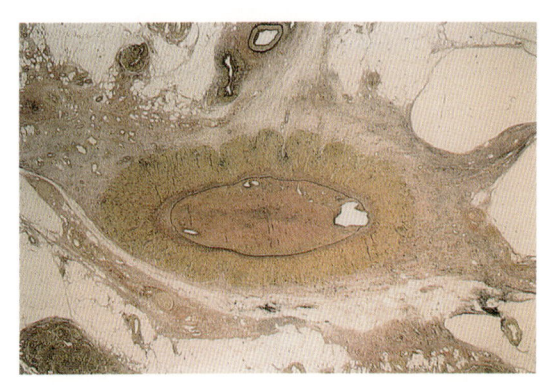

図2 下大静脈の組織像（×4倍 EVG染色）：中心部に内弾性板に囲まれた下大静脈内腔があり，器質化血栓により完全閉塞している．

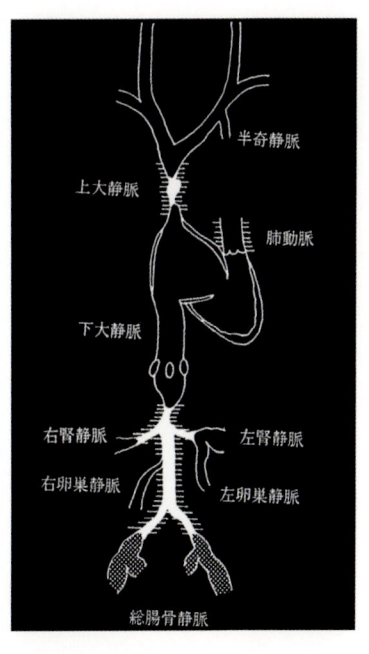

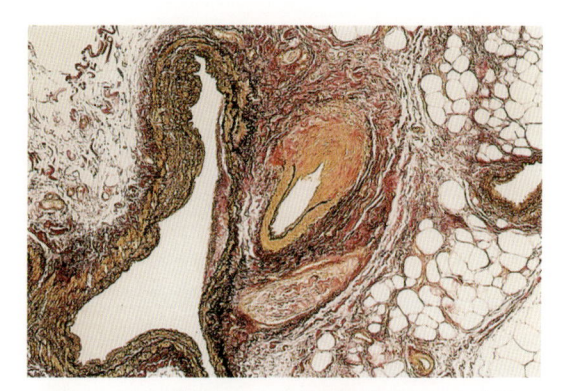

図3 静脈血栓分布のシェーマ：上静脈は右心房に入る直前で閉塞し，下大静脈は肝静脈の下，腎静脈の上部より閉塞し，両側総腸骨静脈まで血栓は及んでいる．総腸骨静脈には赤色血栓が認められた．

図4 下大静脈を含む後腹膜脂肪織内の小動脈（×10倍 EVG染色）：小動脈の内弾性板は完全断裂し，外側に向かって開いている部の動脈壁の内膜層は完全に消失，硝子化しており瘢痕期の壊死性血管炎を認める．これらの壊死性血管炎は肝臓，心臓の小動脈にも認められた．

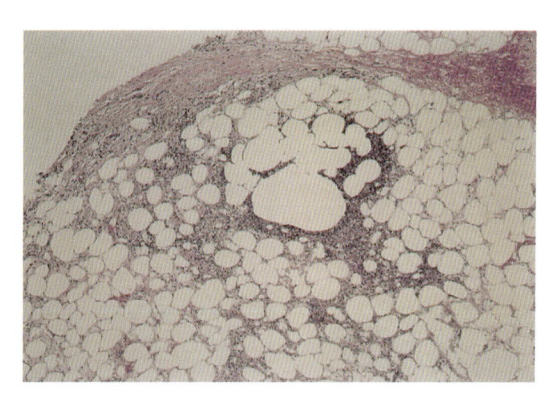

図5 皮膚（×10倍 HE染色）：生検された皮下脂肪織内に好中球の浸潤を強く認め，いわゆる脂肪織炎が認められる．

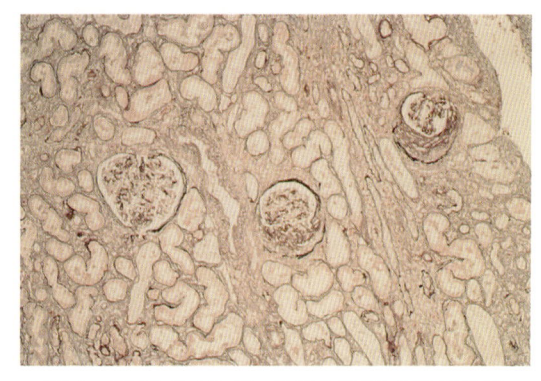

図6 腎臓（×40倍 PAM染色）：半月体形成のある糸球体腎炎を少数認める．

後蛋白尿減少と腎機能改善傾向を認め，ステロイド減量を行っていたが，2月下旬より呼吸苦，低酸素血症が出現し，徐々に悪化し，胸部X線にて両下肺野を中心に網状影を認め，胸部CTでは，一部air bronchogramを伴う浸潤影が認められた．間質性肺炎の出現と感染の併発を疑いステロイドパルス療法と抗菌薬投与を行ったところ，一時的に呼吸苦，胸部X線とも改善が認められたが，再び浸潤影の悪化を認め，急性腎不全を併発し3月24日に死亡した．

剖検所見：

1．陳旧性皮下脂肪織炎によると考えられる線維化隔壁を伴った限局性の脂肪変性を，皮下組織と骨髄に認める（図5）．

2．上大静脈の右房入口部付近より，右腕頭静脈の狭窄を伴う全長1.5 cmの血栓を認める．下大静脈に腎静脈を巻き込んだ2.5 cmの血栓を認める．両鎖骨下静脈と左総腸骨静脈にそれぞれ全長0.5 cm, 2 cmの血栓を認める（図1, 2, 3）．

3．肝臓の出血を伴った脂肪変性と，左葉の萎縮を認める．左門脈血栓と小葉間動脈の閉塞を認める．

4．両腎に慢性腎盂腎炎様の炎症性変化と陳旧性梗塞を認める．腎動脈枝の再開通と腎静脈枝の器質化塞栓を認める（図6）．

5．大動脈の狭小化と，総腸骨動脈の内膜の線維性肥厚を認める．

6．左室に血管周囲の斑状線維化を認める．膜様線維性肥厚性心外膜炎を認める．

7．慢性膵炎による膵臓の小葉間線維化を認める．膵臓の周囲脂肪組織との癒着を認める．

8．肝臓，心臓の小動脈および下大静脈を含む後腹膜脂肪織内に内弾性板の完全断裂を伴った壊死性血管炎を認める．

9．両肺に一部に器質化硝子膜を伴う器質化肺炎と，*Pneumocystis jirovecii* を認める．

問題点：

1．全身性の血管炎に伴うWeber-Christian症候群だったのか．
2．脂肪織炎の存在の有無．
3．間質性肺炎の存在の有無．
4．腎の血管炎の有無．

考察：Weber-Christian病は原因不明の非化膿性有痛性再発性皮下脂肪織炎を特徴とする疾患で，発熱とともに全身倦怠感，頭痛などの全身症状のほか，皮下の多発結節，結節性紅斑，筋肉痛，関節痛，腹痛，肝脾腫など多彩な臨床症状を呈する．比較的原因が明らかなものをWeber-Christian症候群と呼び，Weber-Christian病と区別される．Weber-Christian病に特徴的な検査所見はなく，急性炎症としての赤沈の亢進，CRPの上昇のほか，白血球の増加・減少，貧血，肝機能障害，凝固異常などを認める．また低補体，免疫複合体の上昇も認めることがある．原因不明の疾患のため，多くは除外診断を経て診断に至ることが多く，上記の検査所見に加えて，圧痛を伴う皮下結節があり，抗菌薬が無効の発熱を認め，その皮下組織の生検により小葉性脂肪織炎が認められることによって診断が確定される．本症例は，発症当時は皮膚生検で血管炎病変は認められず，典型的な発熱と有痛性の皮下結節が認められておりWeber-Christian病と考えられた．約15年後に糸球体病変を疑う腎障害が出現し，剖検所見から皮膚の脂肪織炎とともに肝臓，心臓，末梢動脈などの小動脈に壊死性血管炎が認められ，この所見は結節性多発性動脈炎に合致した．Weber-Christian症候群の典型的症状のあった時期から長い経過を経て血管炎が出現したことを考えると，血管炎症候群に合併したWeber-Christian症候群であった可能性も考えられた．また，上大静脈と下大静脈の血栓による閉塞が認められたが，Weber-Christian病と静脈血栓との合併の報告はなく，両者がそれぞれ別の病態であるかは不明であった．今回死因となった肺病変は入院中には間質性肺炎が疑われていたが，剖検所見ではニューモシスチス肺炎主体の感染性肺炎であった．また，剖検では腎臓に血管炎病変は認めなかったが，全身に多彩な壊死性血管炎を合併していること，ステロイドにて腎機能障害が改善したことより，腎臓の血管炎病変にステロイドが著効していた可能性が示唆された．

参考文献

1）高橋一夫：筋骨格系・結合組織疾患Weber Christian病；239-396，日本臨牀社，2002
2）田中　勝：Weber-Christian病とSweet病．リウマチ科30：249-253，2003

その他

血小板減少，ネフローゼ症候群を認め，Castleman 病を合併したシェーグレン症候群の一例

藤井猛士[1]　熊坂利夫[2]

要旨：シェーグレン症候群にて経過観察中に鼻出血，両側耳下腺の腫脹，頸部リンパ節腫脹，鼻出血を自覚．血小板減少，ネフローゼ症候群を認め，耳下腺組織生検の結果，Castleman 病の合併と診断した．prednisolone（PSL）50 mg/day より開始し，すみやかに解熱，炎症反応，蛋白尿の軽減を認めたが，血小板減少に対し効果は得られず，突然死した．死因は，脳出血が疑われた．

症例：84 歳，男性．
主訴：鼻出血．
家族歴：母・姪：関節リウマチ，別の姪：全身性エリテマトーデス．
既往歴：28 歳：三日熱マラリア，82 歳：高血圧．
現病歴：平成 10 年 3 月眼乾燥・口渇症状があり，近医にてシルマーおよびローズベンガルテスト陽性，口唇生検よりシェーグレン症候群と診断された．また同年に軽度の蛋白尿を指摘され経過観察されていた．平成 12 年 10 月上旬より両側耳下腺の腫脹，鎖骨上，頸部リンパ節の腫脹が出現，さらに 11 月上旬に鼻出血あり血小板数 2.8 万/μl と減少を認めたため，同年 12 月 1 日精査加療目的のため当科紹介入院となった．
入院時現症：身長 170.5 cm，体重 69.0 kg，体温 36.8°C，血圧 150/80 mmHg，脈拍 84/min・整，呼吸数 16/min，意識鮮明，口渇および眼乾燥感軽度あり．両側耳下腺・顎下腺の腫脹を認めた．圧痛なし．鎖骨上・頸部に多数の小豆大のリンパ節腫脹あり．そのほか腋窩・鼠径表在リンパ節に腫脹なし．胸部に心・肺雑音なく，腹部は平坦，圧痛なし．両下肢に浮腫を認めた．
入院時検査所見：白血球数 6700/μl でリンパ球は 770/μl と減少，またヘモグロビンは 9.6 g/dl と正球性貧血を認めた．血小板数は 1.9 万/μl と著減していた．尿所見では，蛋白 5.4 g/day，顕微鏡的血尿および尿沈渣異常を認め，尿中 β_2 マイクログロブリン 592 $\mu g/l$，NAG 15.7 IU/l と尿細管障害も認めた．生化学的には，低アルブミン血症を認めネフローゼ症候群であり，血清クレアチニン 1.28 mg/dl と軽度の腎障害を認めた．CRP は 0.3 mg/dl と正常であったが，赤沈は 121 mm/hr と著明に促進し，interleukin（IL）-6 および可溶性 IL-2 レセプター高値を認めた．血清学的には IgG が 2728 mg/dl と上昇していた．補体は正常，抗核抗体 320 倍（speckled type），抗 SS-A および抗 SS-B 抗体は陽性で，抗 DNA 抗体，抗リン脂質抗体は陰性であった．platelet associated（PA）IgG は高値であった．ウイルスでは HHV-8，EB，サイトメガロウイルスなどの感染は否定的であった．骨髄は全体的に低形成であり，特に赤芽球系の低形成と巨核球の減少を認めた．
入院後経過：入院後，頸部 MRI で両耳下腺の腫脹とその内部に T1 で低信号，T2 にて高信号の境界明瞭な多発性の腫瘤病変を認めた．全身ガリウムシンチでは両頸部にやや集積の増加を疑われた以外，明らかな異常は認めなかった．頸部リンパ節生検を施行し，Castleman 病（plasma-cell type：PC 型）と診断した．12 月 25 日より発熱を認めたため，抗菌薬に加え PSL 50 mg/day より開始し，すみやかに解熱，頸部リンパ節の縮小を認

---
1) 順天堂大学膠原病内科学講座　2) 同　病理学講座第一

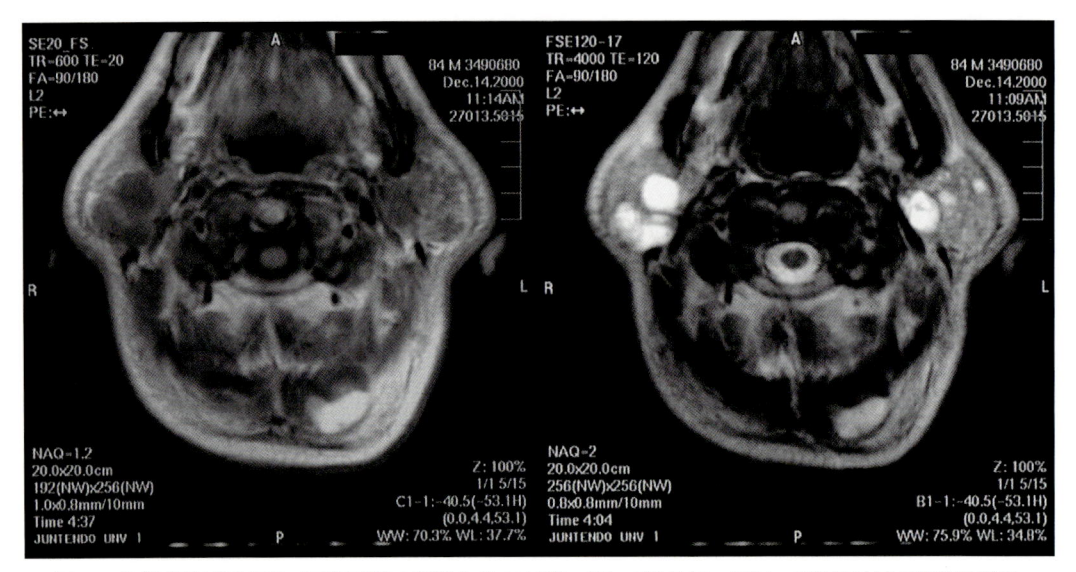

図1 入院後頸部MRI：両耳下腺の腫脹とその内部にT1で低信号，T2にて高信号域の境界明瞭な多発性囊胞病変を認める．

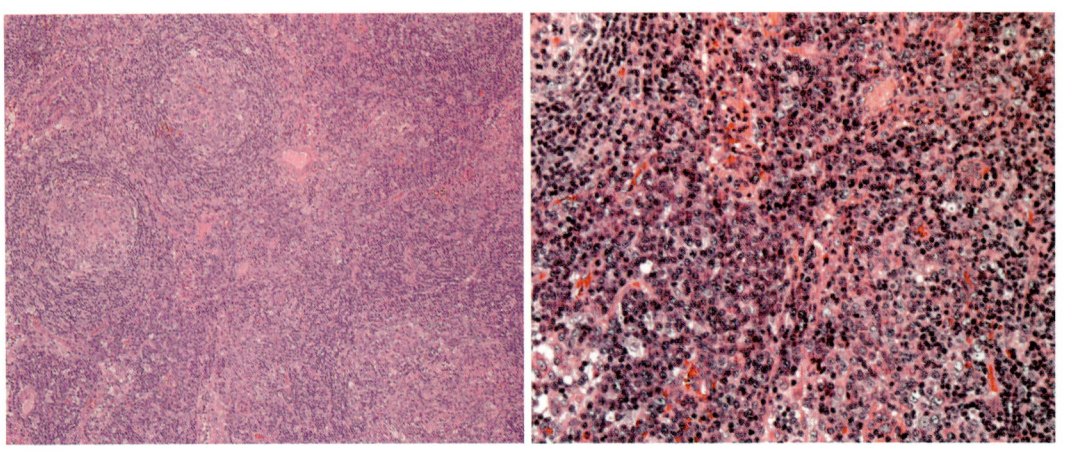

図2 頸部リンパ節の生検所見：大小のリンパ濾胞の過形成と萎縮を認め，濾胞周囲をリンパ球が層状に取り囲んでいる．濾胞間には形質細胞の浸潤と小血管の増生を認める．（左：HE染色×40，右：HE染色×100）

めた．蛋白尿は減少したが血小板数の改善は認めなかった．平成15年1月15日早朝に突然呼吸停止となり，心肺蘇生するも回復せず死亡した．

病理所見：

1．リンパ節生検：大小のリンパ濾胞の過形成と萎縮を認め，濾胞周囲をリンパ球が層状に取り囲んでいる．濾胞間には形質細胞の浸潤と小血管の増生を認める．

2．シェーグレン症候群：導管周囲のリンパ球浸潤および腺房細胞の著明な萎縮を認める．

3．メサンギウムおよび膜性増殖性糸球体腎炎，電顕で上皮下のdepositと半月体形成の散在が認められる．

4．剖検時の骨髄はやや低形成だが赤芽球系は過形成で巨核球は増加している．

問題点：

シェーグレン症候群のリンパ増殖性疾患の合併としてCastleman病も鑑別する必要がある．本症例では血小板減少症，糸球体腎炎に関して，自己免疫の関与が考えられた．

図3　経過表

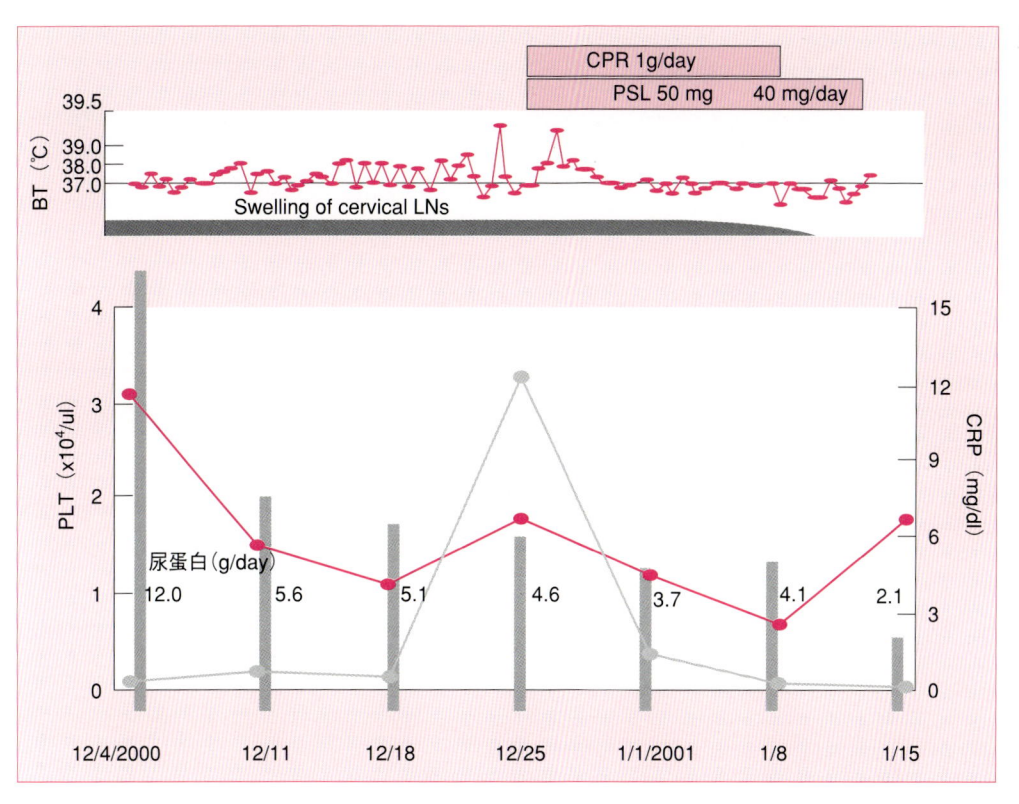

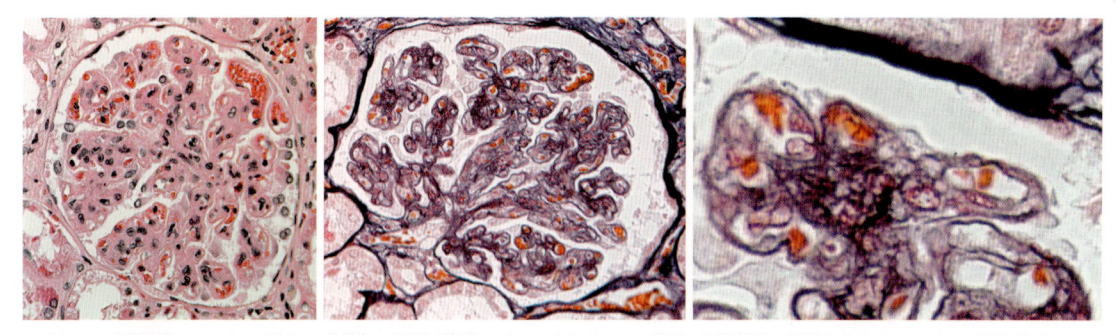

図4　腎組織：メサンギウム領域の細胞増殖，キャピラリーの部分が菲薄化が認められる．（左：HE 染色×400，中：Masion 染色×400，右：中図の一部拡大）

考察：

本症例は，シェーグレン症候群に Castleman 病（PC 型）を合併し血小板減少，ネフローゼ症候群を認めた一例である．Castleman 病は慢性刺激に伴う反応性のリンパ節腫大を主徴とする疾患で，病理学的に診断される．その病態には腫大したリンパ節での IL-6 産生が強く関与している．PC 型では腫大リンパ節は限局しており，外科的切除によって症状は軽快する．

本症例の血小板減少に関しては，PAIgG が高値であることより自己免疫の関与が疑われた．また，ネフローゼ症候群に関しては，尿細胞診にて形質細胞が検出されず，病理所見にて形質細胞の浸潤を認めず Castleman 病の関与を積極的に示唆する所見は得られなかった．さらにメサンギウムおよび膜領域に変化があり，二次性を強く示唆されたが，臨床症状や血液所見より全身性エリテマトーデスの確定診断に至らなかった．IL-6 の関与やさらにシェーグレン症候群による糸球体腎炎の報告もあることから，興味深い一例と考えられた．死

因に関しては，突然の呼吸停止で，血小板減少を認めていたことより，脳出血を疑ったが髄液は血性ではなく，原因は不明であった．

参考文献

1) Hosaka S, et al：Three cases of Castleman's disease mimicking the features of collagen disease. Ryumachi 34：42-47, 1994
2) Kinoshita T, et al：Castleman disease in the anterior neck：the role of Ga-67 scintigraphy. Clin Nucl Med 21：626-628, 1996

索　引

欧文索引

A

acute interstitial pneumonia（AIP）　54
acute respiratory distress syndrome（ARDS）
　　　　　　　　　　　　　1, 11, 55, 77
amyopathic DM　　　　　　　51, 54, 73
ANCA 関連血管炎　　　　　　　　　43
ANCA 関連糸球体腎炎　　　　　　　44
anti-neutrophil cytoplasmic antibody to
　myeloperoxidase　　　　　43, 86, 89
antiphospholipid syndrome（APS）8, 17, 38, 65
autoimmune thrombocytopenic purpura（ATP）
　　　　　　　　　　　　　　　25, 28

B

β-D グルカン　　　　　　　　11, 63, 68
bronchiolitis obliterans
　organizing pneumonia（BOOP）　　4

C

Castleman 病　　　　　　　　　　　101
CNS ループス　　　　　　　　　　　39
compromised host　　　　　　　　　69
CREST 症候群　　　　　　　　　　　46
cyclophosphamide 間欠大量静注療法　82, 83, 89
C 型肝炎ウイルス　　　　　　　　　95

D

dermatomyositis（DM）　　49, 55, 71, 74
diffuse alveolar damage（DAD）
　　　　　　　　　　　12, 50, 53, 57, 73
disseminated intravascular coagulation（DIC）
　　　　　　　　　32, 38, 40, 52, 68, 79, 89
D-penicillamine　　　　　　　　　　45

G

Gd 造影 MRI　　　　　　　　　　　84

H

honey-comb lung　　　　　　　　　44

I

interleukin-6（IL-6）　　　　　　　101
interstitial pneumonia（IP）　11, 49, 52, 55, 89
IVCY　　　　　　　　　　　82, 83, 89

J

JC virus　　　　　　　　　　　　　14

K

KL-6　　　　　　　　　　　　　4, 11

L

leukocytoclastic vasculitis　　　　83, 96
Listeria monocytogenes　　　　　　33
lupus anticoagulant（LA）　　　　　17
lupus-like syndrome　　　　　　　　97

M

membranoproliferative glomerulonephritis（MPGN）
　　　　　　　　　　　　　　　　　95
methicillin resistant *Staphylococcus aureus*（MRSA）
　　　　　　　　　　　　　　　20, 57
methotrexate（MTX）　　　　　　　　1
microscopic polyangiitis（MPA）　86, 89, 94
mixed connective tissue disease（MCTD）
　　　　　　　　　　　　　　58, 62, 65
MPO-ANCA　　　　　　　43, 86, 89, 90

―――――― N ――――――

nonspecific interstitial pneumonitis (NSIP)　73

―――――― O ――――――

onion-skin lesion　19, 59, 69, 73

―――――― P ――――――

P-ANCA　92
pentamidine　64
PGI$_2$　31
platelet associated IgG (PAIgG)　23, 27, 68, 101
Pneumocystis jirovecii　12, 28
polyarteritis nodosa (PN)　38, 86, 90, 92
primary biliary cirrhosis　46
progressive multifocal leukoencephalopathy (PML)　14
proteinase 3-antineutrophil
　cytoplasmic antibody (PR3-ANCA)　80, 83
pseudoaneurysm　82

―――――― R ――――――

rapidly progressive glomerulonephritis (RPGN)　89
rapidly progressive IP (RPIP)　51
rheumatoid arthritis (RA)　1, 5, 8, 11

―――――― S ――――――

serum amyloid protein A (SAA)　6
sildenafil citrate　31
ST合剤　13
systemic lupus erythematosus (SLE)
　　14, 17, 20, 23, 26, 29
　　32, 35, 38, 40, 68, 71
systemic sclerosis (SSc)　43, 46, 68, 74, 77

―――――― T ――――――

thrombotic microangiopathic
　hemolytic anemia (TMHA)　25
thrombotic thrombocytopenic purpura (TTP)　23
type II collagen　79

―――――― U ――――――

usual interstitial pneumonia (UIP)　44, 76

―――――― V ――――――

von Willebrand factor-cleaving protease (vWF-CP)　25

―――――― W ――――――

Weber-Christian症候群　99
Weber-Christian病　98
Wegener's granulomatosis (WG)　80, 83
Wegener肉芽腫　80, 83
wire-loop lesion　19, 28

■■■ 和文索引 ■■■

―――――― あ ――――――

アクチノミセス　90
アスペルギルス　45, 68
アミロイド　9
アミロイドーシス　5, 9
鞍鼻　80

―――――― え ――――――

壊死性血管炎　17, 38, 80, 82, 87, 88, 99
エンドセリン拮抗薬　31

―――――― お ――――――

オーバーラップ症候群　68, 71, 74, 77

―――――― か ――――――

下大静脈閉塞　98
ガドリニウム造影MRI　84
過粘稠度症候群　58
可溶性IL-2レセプター　101
カンジダ症　35

間質性肺炎	11, 28, 43, 49, 52, 55, 71, 74, 89, 94
関節リウマチ	1, 5, 8, 11
ガンマグロブリン大量療法	27

──────────── き ────────────

気管支肺炎	74
機能性イレウス	77
急性呼吸促迫症候群	1, 11, 77
急速進行性間質性肺炎	51
急速進行性糸球体腎炎	89
強皮症腎クリーゼ	45
巨細胞浸潤	82
筋型小動脈	94

──────────── く ────────────

空洞形成	82
クリオグロブリン	95
クリオグロブリン血症	96
クリオグロブリン性血管炎	95

──────────── け ────────────

血液透析	88
血小板関連IgG	68
血小板減少	9
血小板減少症	26, 102
結節性紅斑	99
結節性多発動脈炎	38, 86, 90, 92
血栓性血小板減少性紫斑病	23
原発性胆汁性肝硬変	46
顕微鏡的多発血管炎	89, 94, 86

──────────── こ ────────────

抗CCP抗体	10
抗Scl-70抗体	68
抗U1-RNP抗体陽性	30
抗β_2GP1カルジオリピン	8, 38
抗カルジオリピン抗体	9
抗環状シトルリン化ペプチド抗体	10
抗血小板抗体	28
抗好中球細胞質抗体	43, 83, 86, 89, 92
抗セントロメア抗体	46
高ホモシスチン血症	10
抗リン脂質抗体症候群	8, 17, 38, 65

高齢発症	42
コンゴ・レッド染色	6
混合性結合組織病	58, 62, 65

──────────── さ ────────────

サイトメガロウイルス	90
左房血栓	63

──────────── し ────────────

シェーグレン症候群	58, 101
糸球体腎炎	99, 102
自己免疫性血小板減少症	25
自己免疫性血小板減少性紫斑病	28
自己免疫性心筋炎	59
自己免疫性膵炎	59
脂肪織炎	99
習慣性流産	9
出血性ショック	47
出血性びらん	48
消化管出血	90
上強膜炎	83
硝子膜	12, 28, 50, 57, 72, 76
上大静脈症候群	98
上腸間膜動脈閉塞症	66
小腸梗塞	40
小腸穿孔	79
褥創	21
心筋梗塞	23, 38, 79, 82
進行性多発性白質脳症	14
心内膜下梗塞	66
深部静脈血栓症	38

──────────── す ────────────

スリガラス陰影	49, 56, 78

──────────── せ ────────────

赤色血栓	93, 99
全身性エリテマトーデス	14, 17, 20, 23, 26, 29, 32, 35, 38, 40, 68, 71
全身性硬化症	43, 46, 68, 74, 77

──────────── そ ────────────

巣状ループス腎炎	19, 41

107

――――――― た ―――――――

大葉性肺炎	2
脱髄巣	15
多発性筋炎	77
多発性単神経炎	96
多発性動静脈血栓	67
単純血漿交換療法	17, 23

――――――― ち ―――――――

地図状壊死	82, 84, 85
中耳炎	83
腸管蠕動不全	79
腸管膜動脈血栓症	42
腸腰筋膿瘍	20
直腸潰瘍	36
直腸穿孔	17
直腸膀胱瘻	35

――――――― と ―――――――

動静脈血栓	9

――――――― に ―――――――

二次性血管炎	19
二重膜濾過法	17, 59, 68, 83
ニューモシスチス肺炎	11, 28, 63, 99

――――――― ね ―――――――

ネフローゼ症候群	95, 101

――――――― の ―――――――

脳梗塞	38
脳出血	8

――――――― は ―――――――

敗血症	21, 35
肺血栓塞栓症	29, 92
肺高血圧症	29, 58
肺胞出血	28, 72, 79
肺胞性肺炎	90
播種性血管内凝固症候群	32, 38, 40, 52, 68, 79, 89

――――――― ひ ―――――――

白血球除去療法	10
白血球破壊性血管炎	96
半月体形成	69, 90, 99, 102
半月体形成性糸球体腎炎	83
半月体形成性腎炎	45
反応性AAアミロイドーシス	6

――――――― ひ ―――――――

肥厚性硬膜炎	83
非細菌性血栓性心内膜炎	79
脾腫	82
微小血管障害性溶血性貧血	25
微小血管病変	94
皮膚潰瘍	35, 38, 52
皮膚筋炎	49, 52, 55, 71, 74
びまん性肺胞障害	79
びまん性ループス腎炎	73
日和見感染症	16, 21, 33

――――――― ふ ―――――――

副鼻腔炎	83
腹膜炎	17

――――――― ほ ―――――――

蜂窩織炎	21, 55
蜂巣肺	44, 72, 74, 89, 93

――――――― ま ―――――――

膜性増殖性糸球体腎炎	95, 102
膜性ループス腎炎	28
慢性肝炎	96

――――――― め ―――――――

メサンギウム増殖性ループス腎炎	33
メチシリン耐性ブドウ球菌	20, 57

――――――― も ―――――――

網状皮斑	38

――――――― や ―――――――

薬剤誘発性MPO-ANCA関連血管炎	45

―――――― よ ――――――

溶血　23

―――――― り ――――――

リステリア脳髄膜炎　32

―――――― る ――――――

ループスアンチコアグラント　9, 17, 38

ループス腎炎　40, 64, 68, 70, 71
　―, WHO 分類 III 型　41
　―, WHO 分類 IV 型　70, 73
ループス肺臓炎　28

―――――― れ ――――――

レイノー現象　62

付・膠原病剖検例数の年代別推移

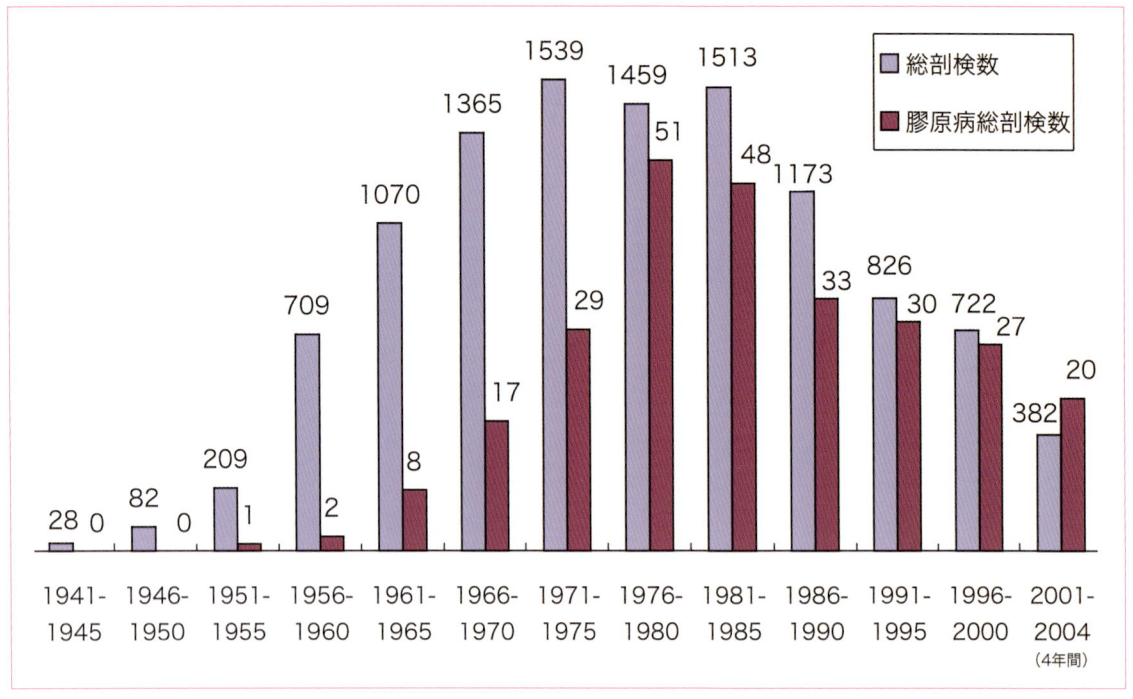

図1：1941年以降，順天堂大学における剖検症例総数と膠原病の剖検症例数を5年ごとの推移で見ると図1のごとくである．総数では，1971年から1985年までをピークに山なりで推移しているが，総数に対する膠原病の占める割合は年代ごとに増加傾向を認め，剖検症例数が減少している中で剖検されている膠原病の症例は相対的に多いと考えられる．

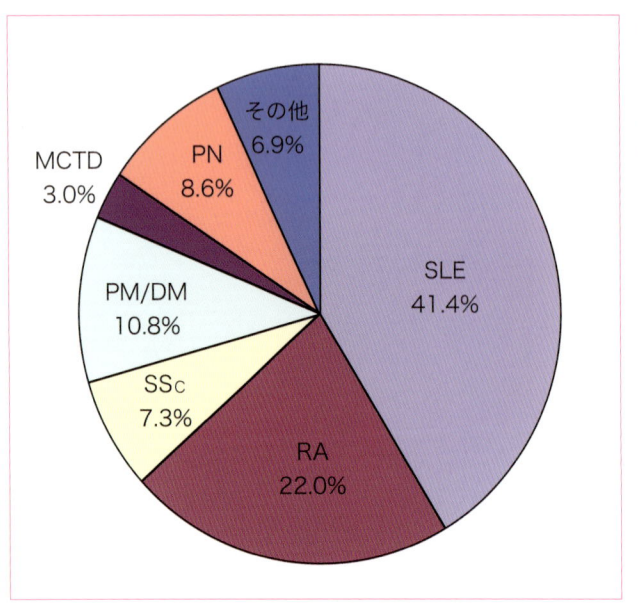

図2：膠原病剖検例の疾患別内訳を見ると，全身性エリテマトーデス（SLE）が最も多く41％を占め，次いで関節リウマチ（RA），多発性筋炎・皮膚筋炎（PM/DM），結節性多発動脈炎（PN），全身性硬化症（強皮症，SSc）である．

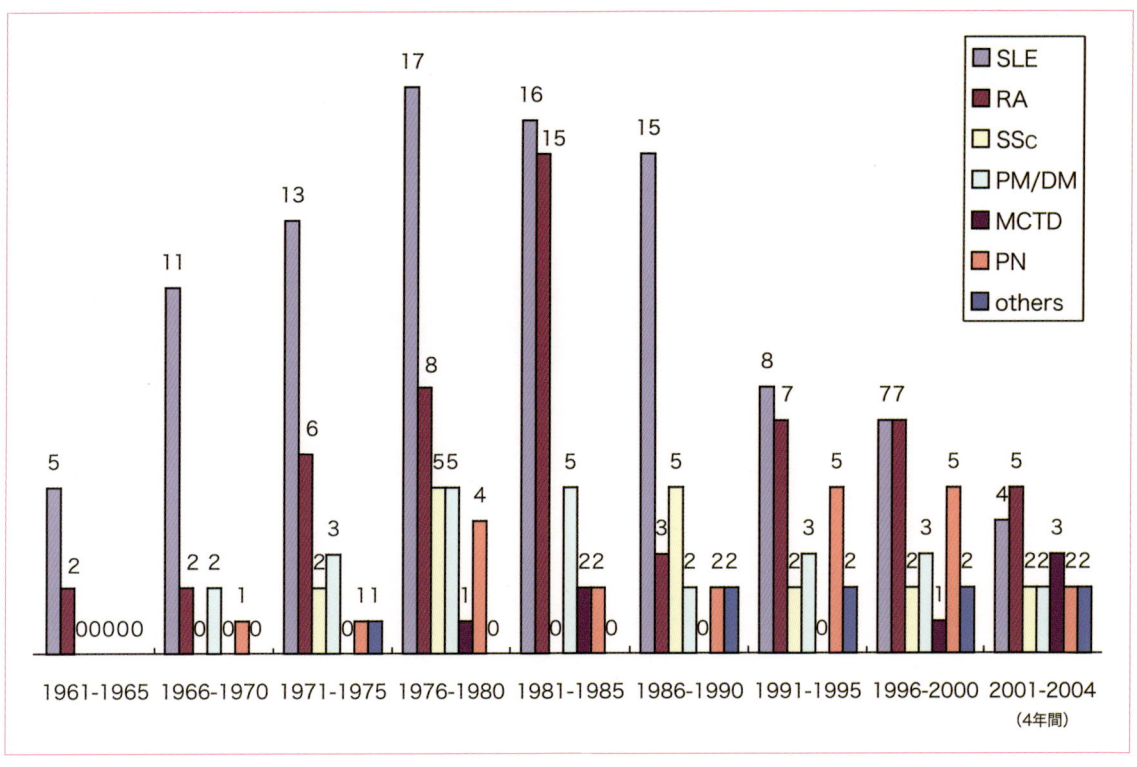

図3：1961年以降の年代別疾患分布を見ると，1980年代まではSLEが最も多く認められているが，1991年代以降はSLEが減少し結節性多発動脈炎の増加が見られる．

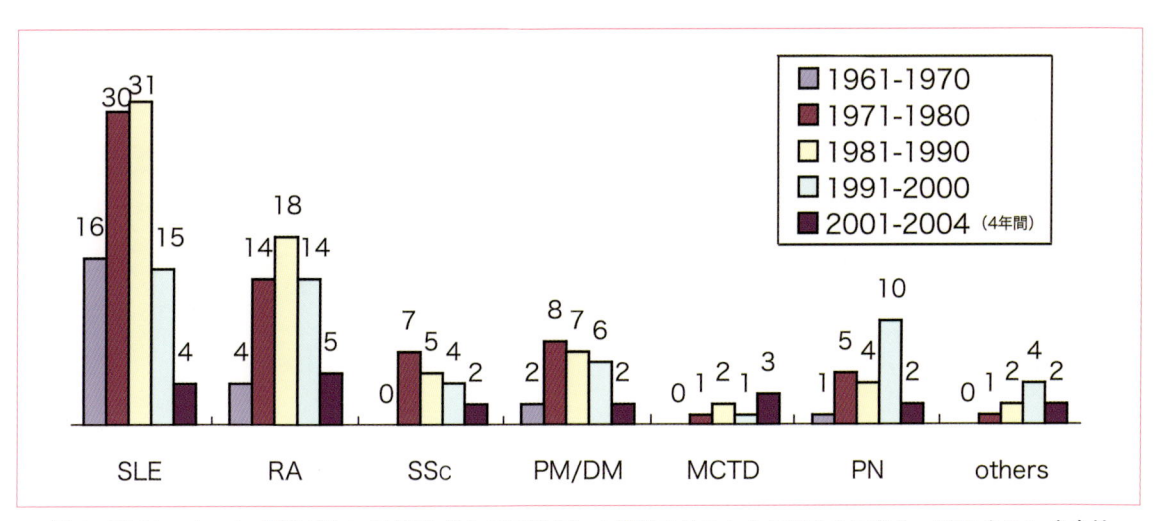

図4：図3について，疾患ごとに年代別（10年区切り）の推移を見るとより明らかである．SLEやRA，全身性硬化症，多発性筋炎・皮膚筋炎などが年代ごとに減少傾向を見るのに対し結節性多発動脈炎は増加傾向を見る．

このたび本書に呈示した症例は，全身性エリテマトーデス10例，血管炎症候群6例，関節リウマチ4例，多発性筋炎・皮膚筋炎と混合性結合組織病各3例，全身性皮膚硬化2例，重複症候群4例，シェーグレン症候群，ウェーバー・クリスチャン病各1例である．

111

© 2005

第1版発行 2005年5月28日

臨床から病理へ
剖検症例から学ぶ膠原病

※定価はカバーに表示してあります

〈検印廃止〉

監　修　　橋本博史　須田耕一　樋野興夫

発行者　　服部　秀夫
発行所　　株式会社新興医学出版社

〒113-0033　東京都文京区本郷 6-26-8
TEL 03-3816-2853
FAX 03-3816-2895
E-mail shinkoh@viola.ocn.ne.jp
URL http://www3.vc-net.ne.jp/~shinkoh

印刷　三報社印刷株式会社　　ISBN 4-88002-644-1　　郵便振替　00120-8-191625

○本書の複製権・翻訳権・譲渡権・公衆送信権（送信可能化権を含む）は株式会社新興医学出版社が所有します．
○JCLS 〈㈱日本著作出版権管理システム委託出版物〉
　本書の無断複写は著作権法上での例外を除き禁じられています．複写される場合は，その都度事前に㈱日本著作出版権管理システム（電話 03-3817-5670, FAX 03-3815-8199）の許諾を得てください．